치매 예방을 위한
그림자 찾기

편집부 엮음

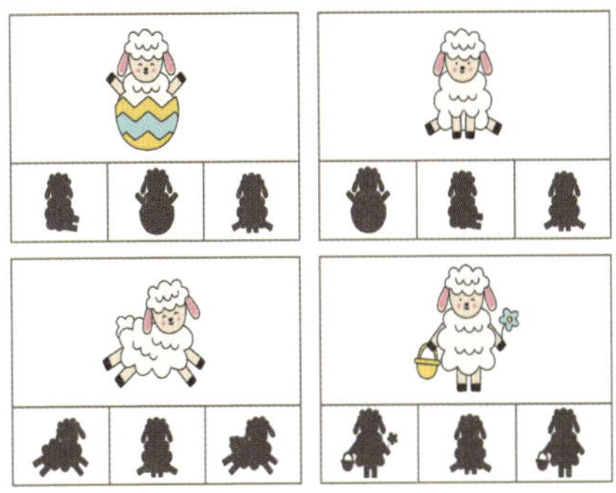

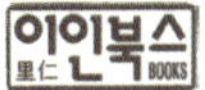

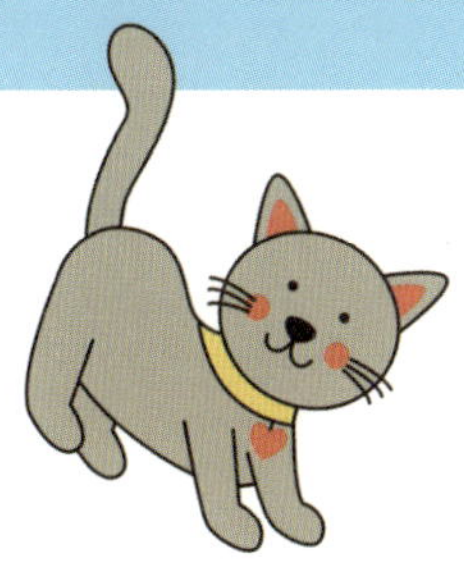

치매는 여러 원인에 의해 뇌의 인지 기능이 점차 떨어져 가는 것을
말합니다. 과거와 현재의 기억을 모두 잃어버리고, 자신이 누구인지
알지 못하는 사태에까지 이르면 정상적인 삶을 유지할 수 없습니다.
치매의 대표적인 초기 증상은 기억력 감퇴입니다.
치매가 무섭다지만 뇌를 단련시키면 충분히 예방할 수 있습니다.
그림자 찾기는 알쏭달쏭한 문제를 풀어나가는 과정에서 성취감을
느끼는 한편, 비슷한 것들 속에서 정답을 찾아내는 동안 뇌세포의
활성도는 높아지고 치매의 가능성은 쑤욱 내려갑니다.

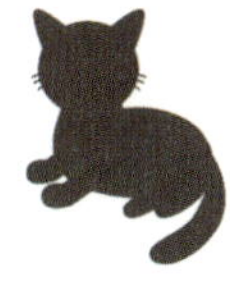

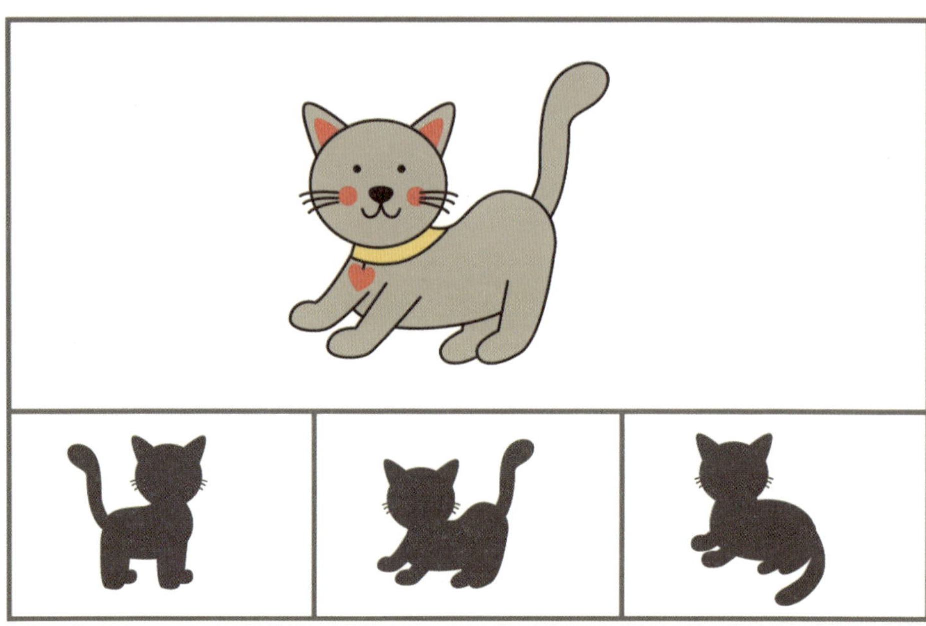

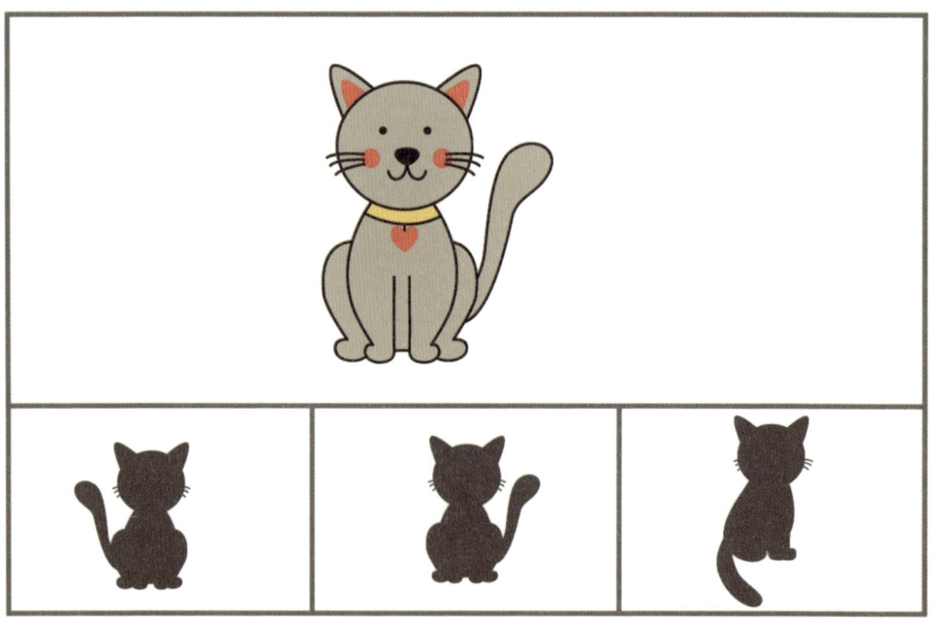

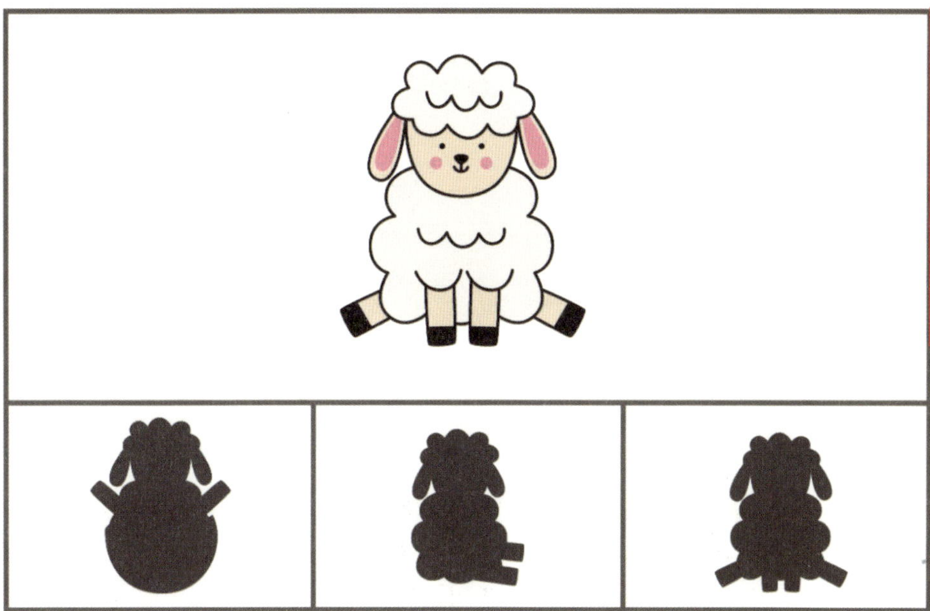

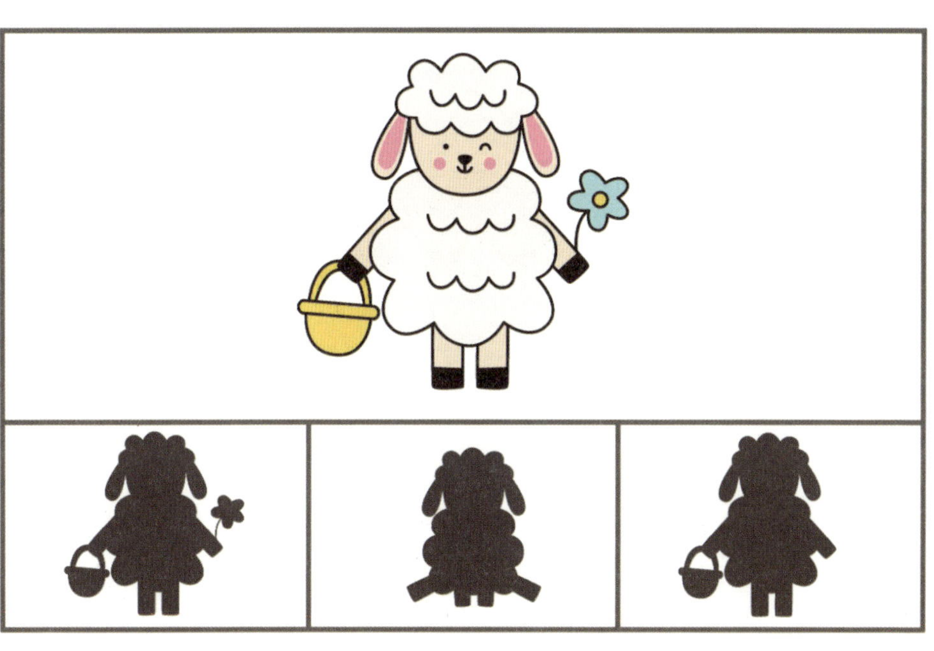

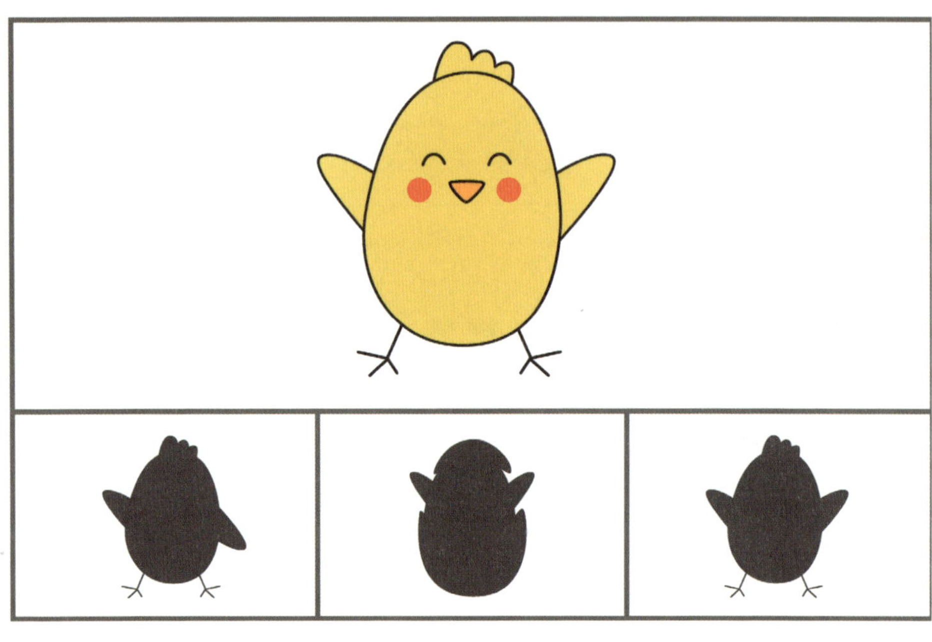

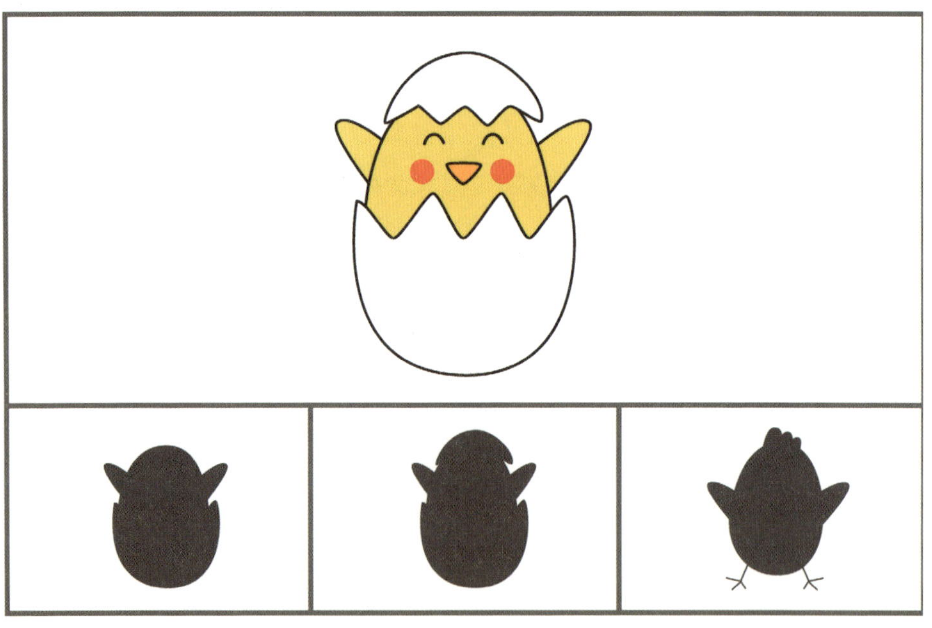

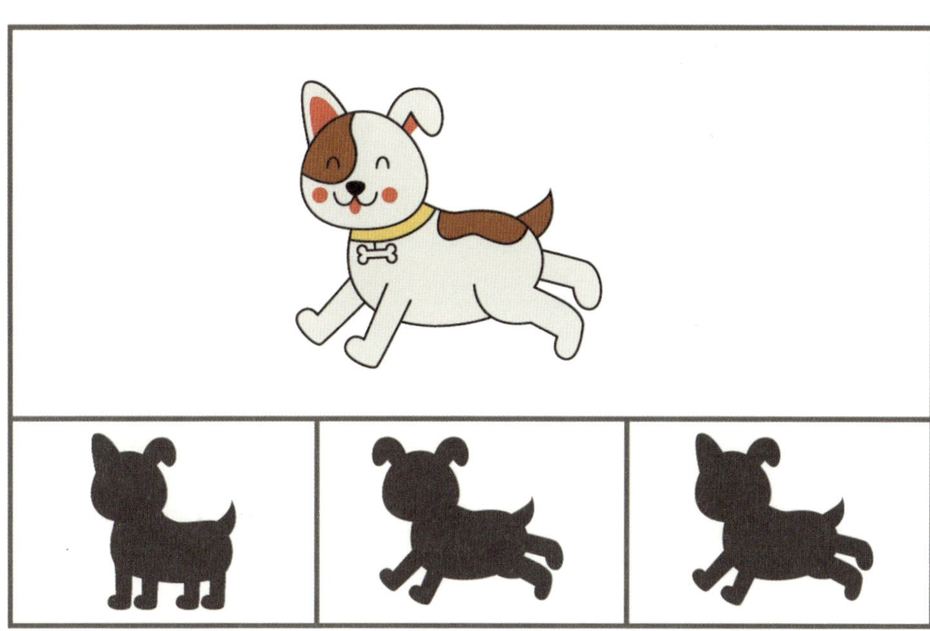

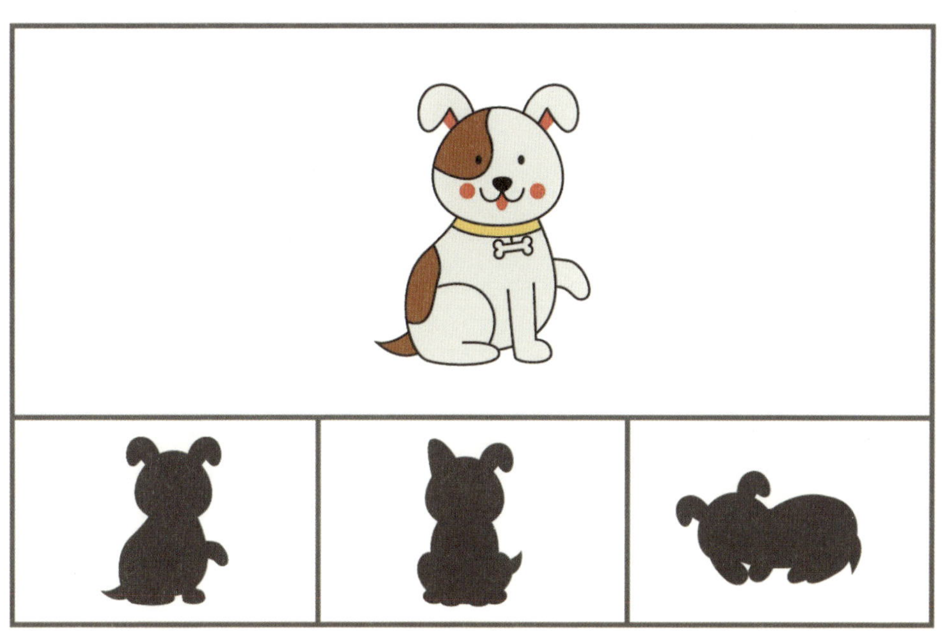

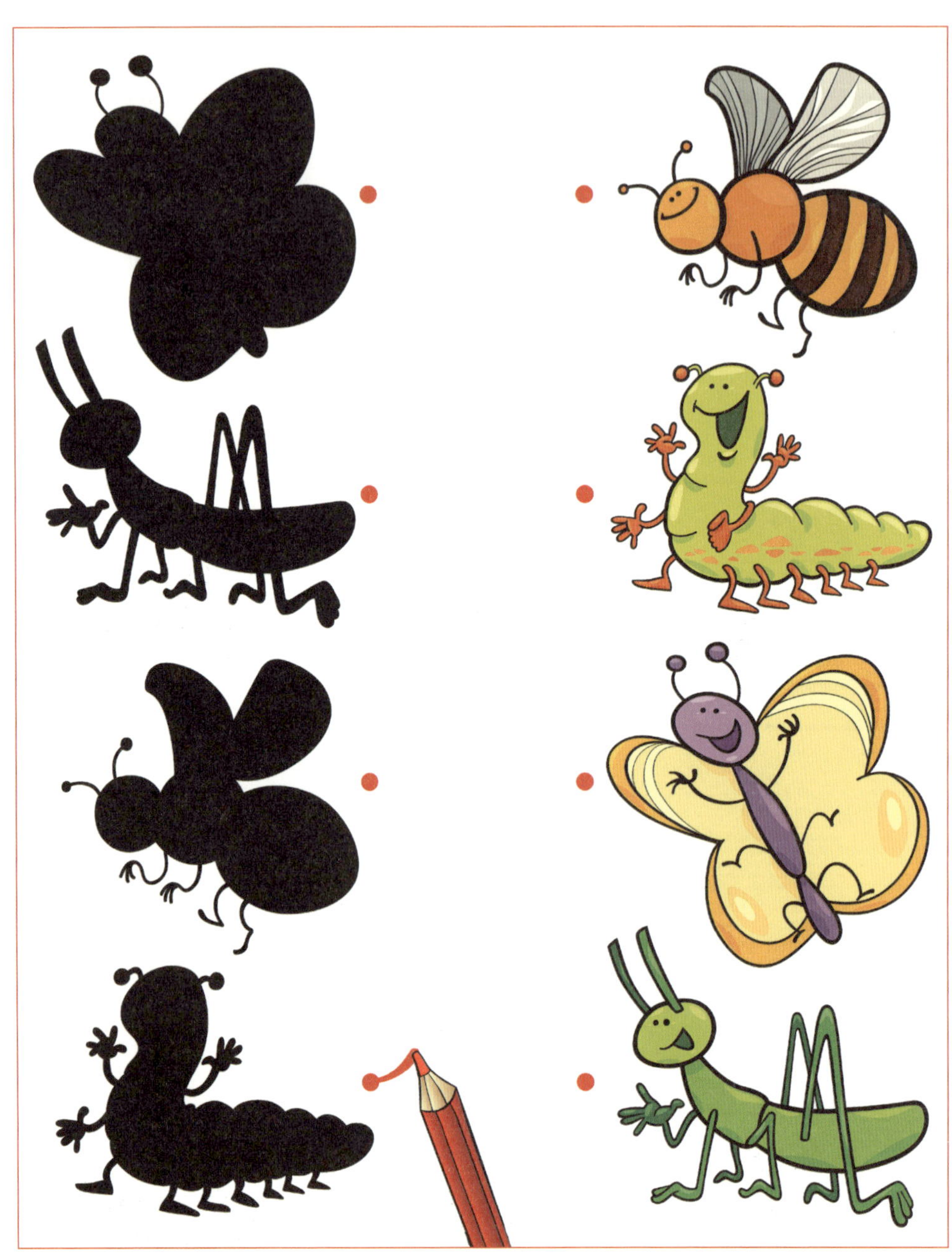

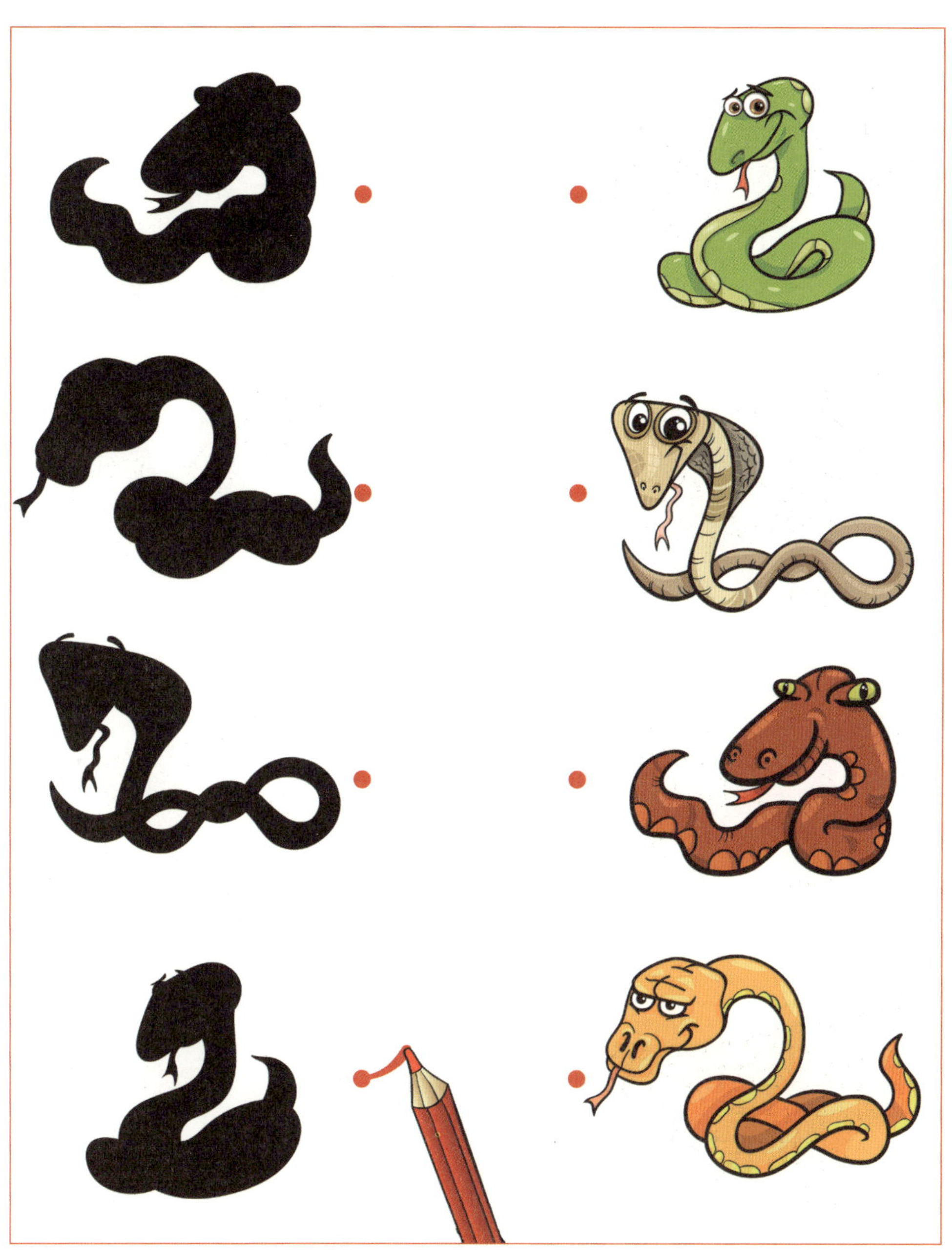

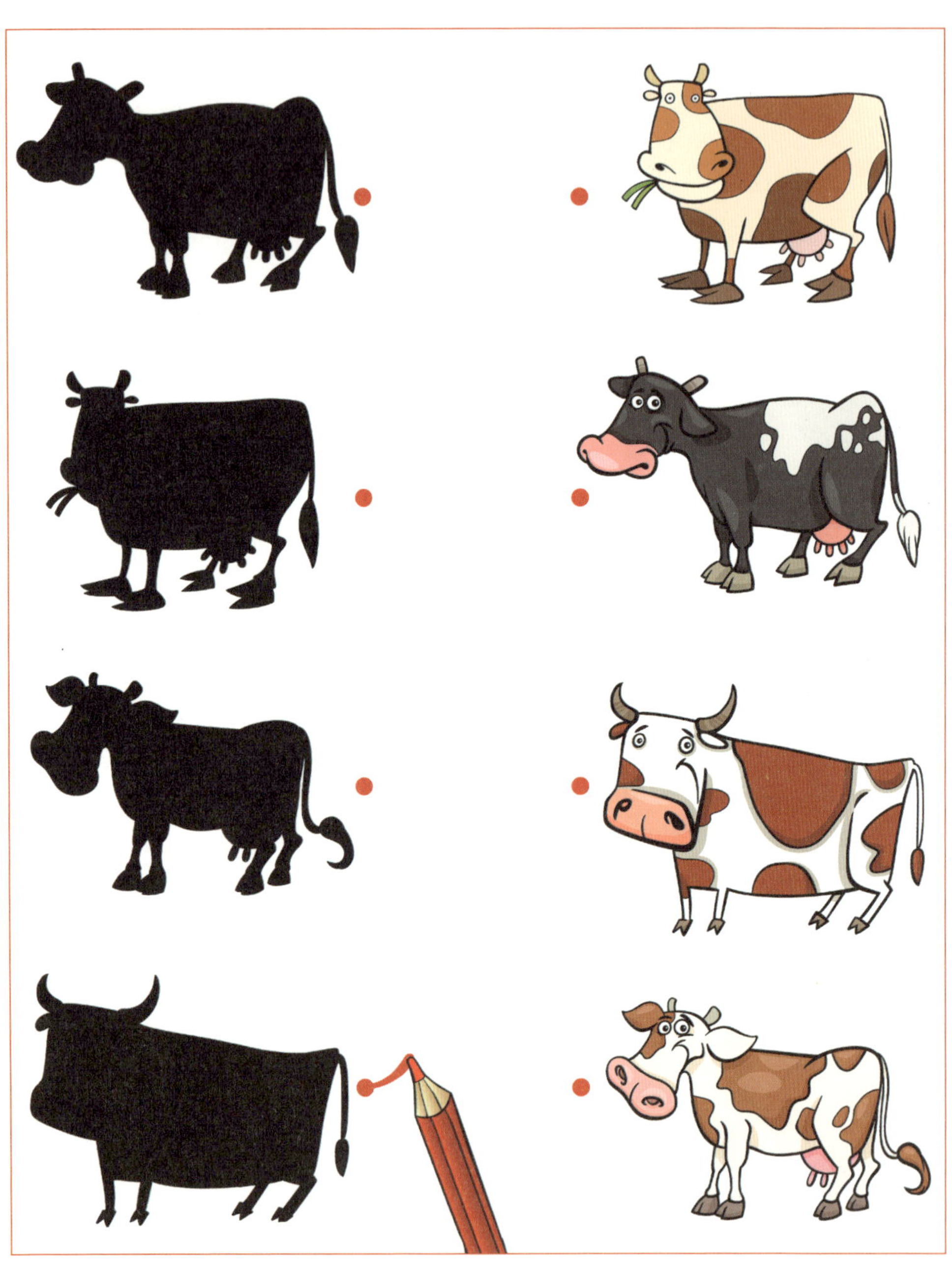

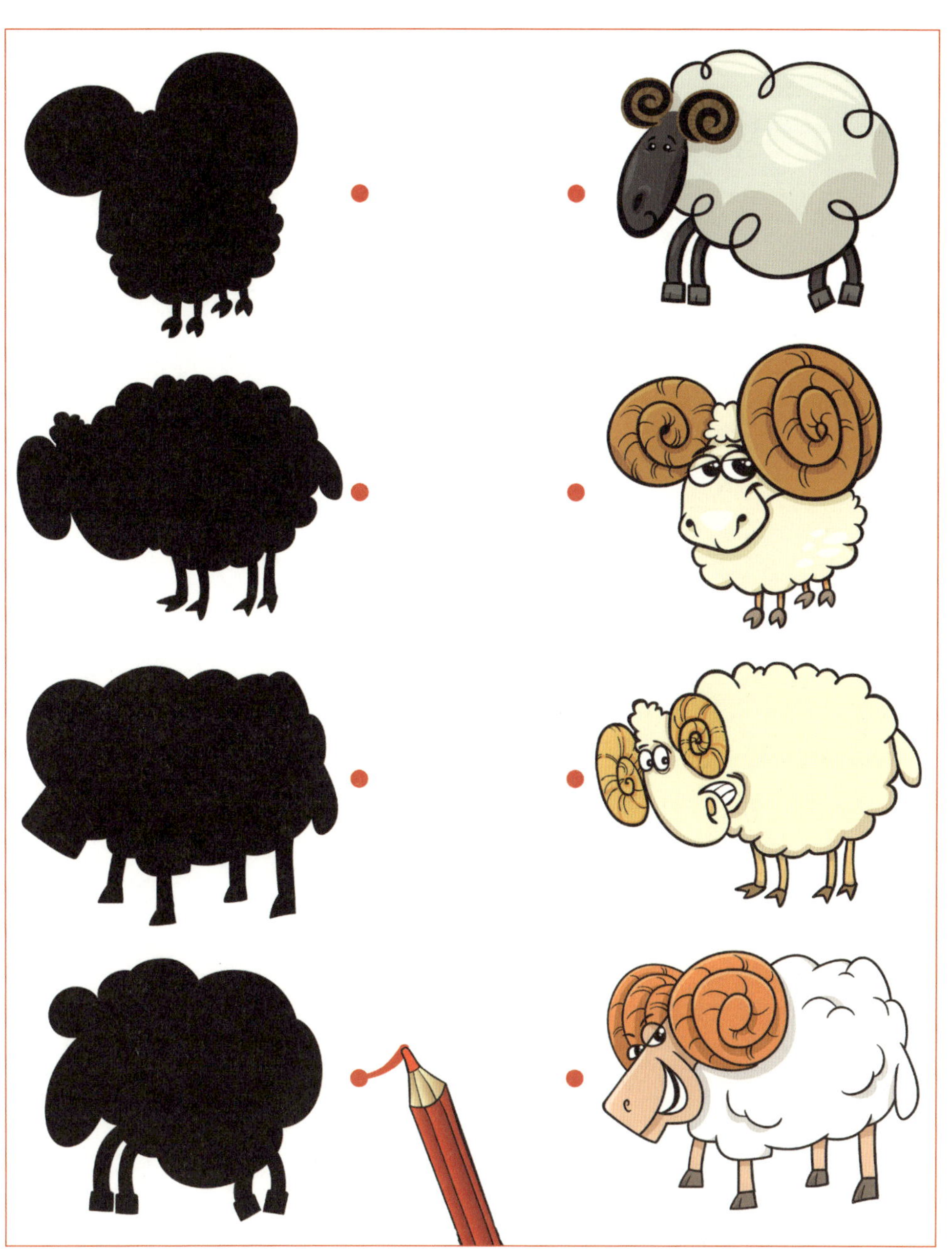

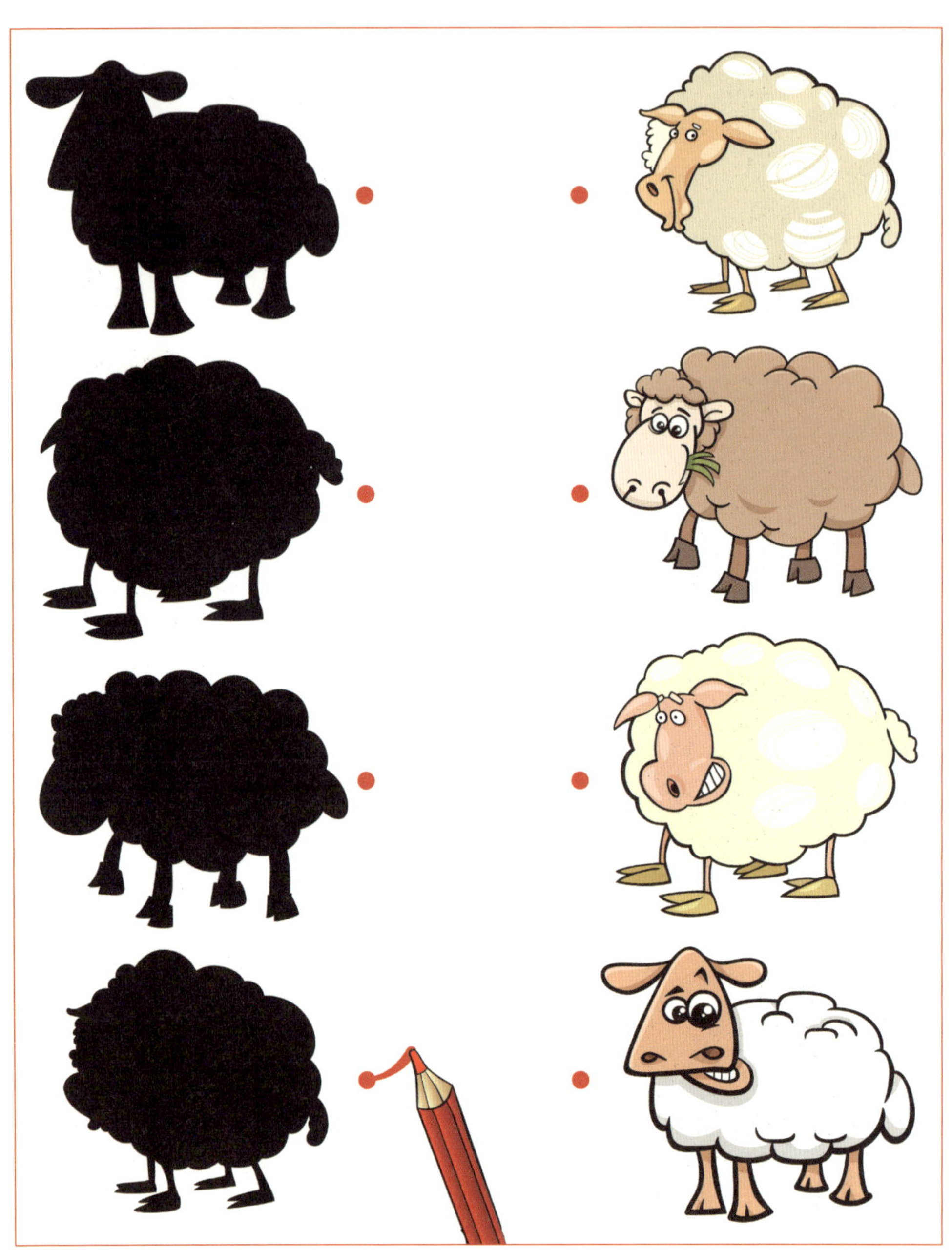

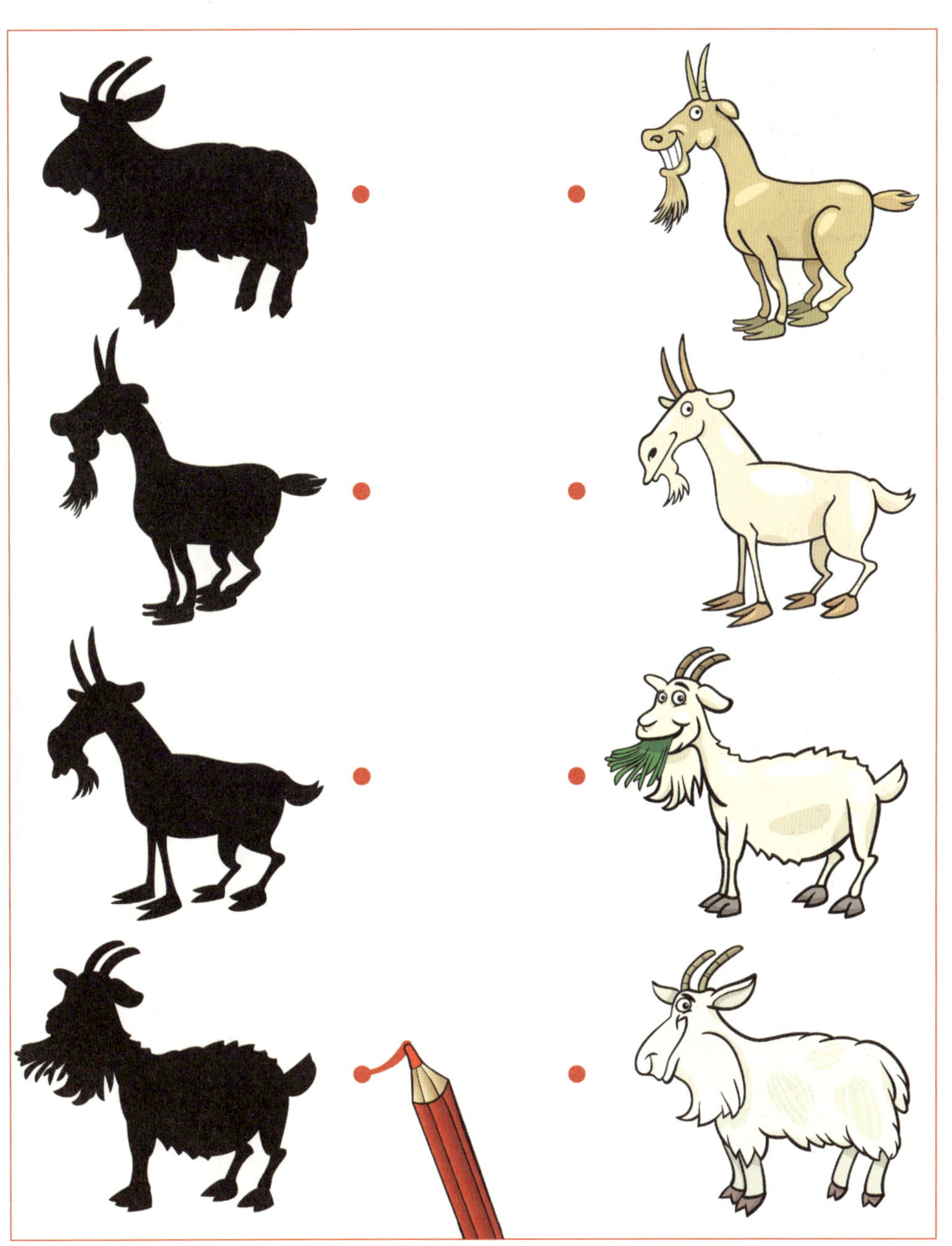

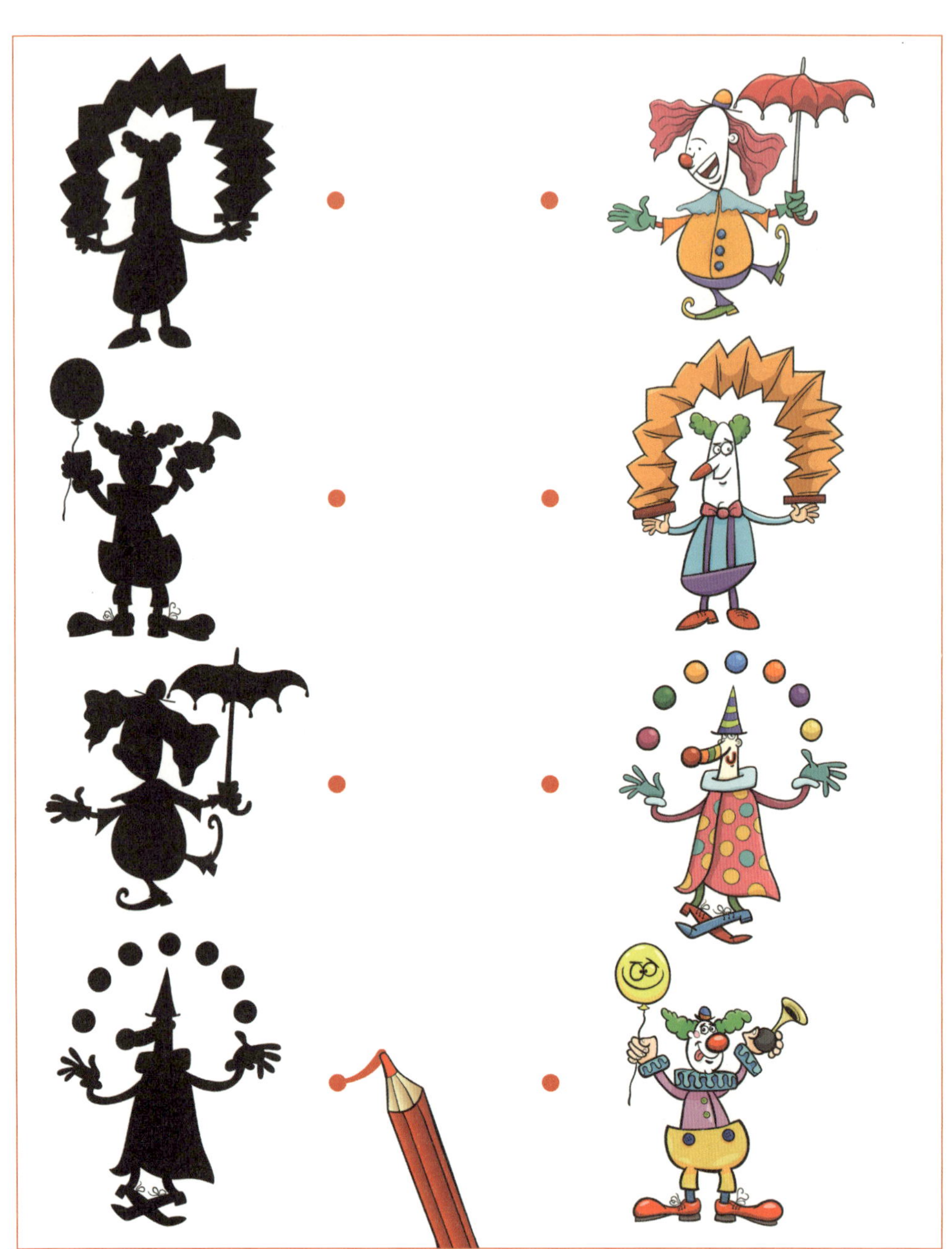

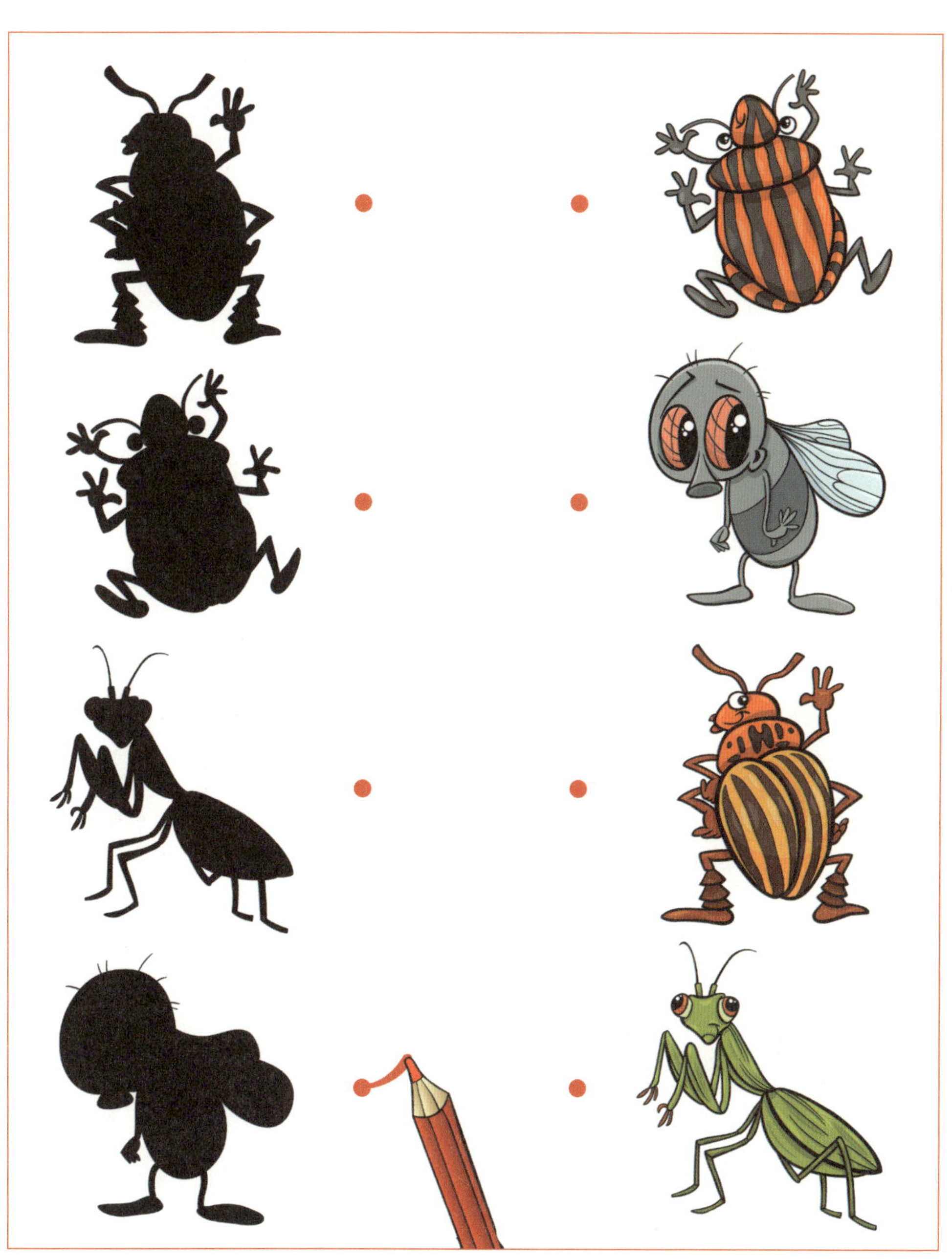

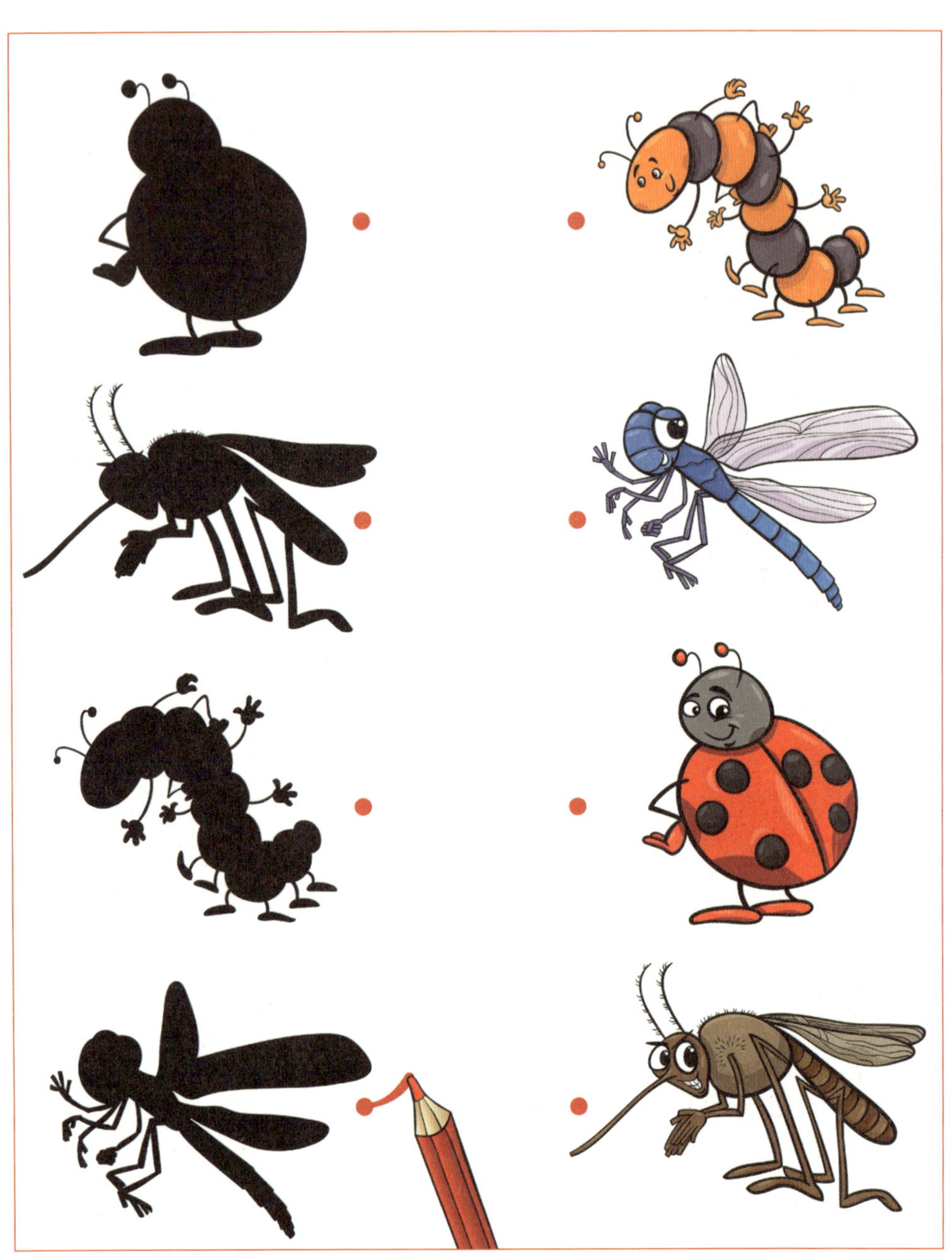

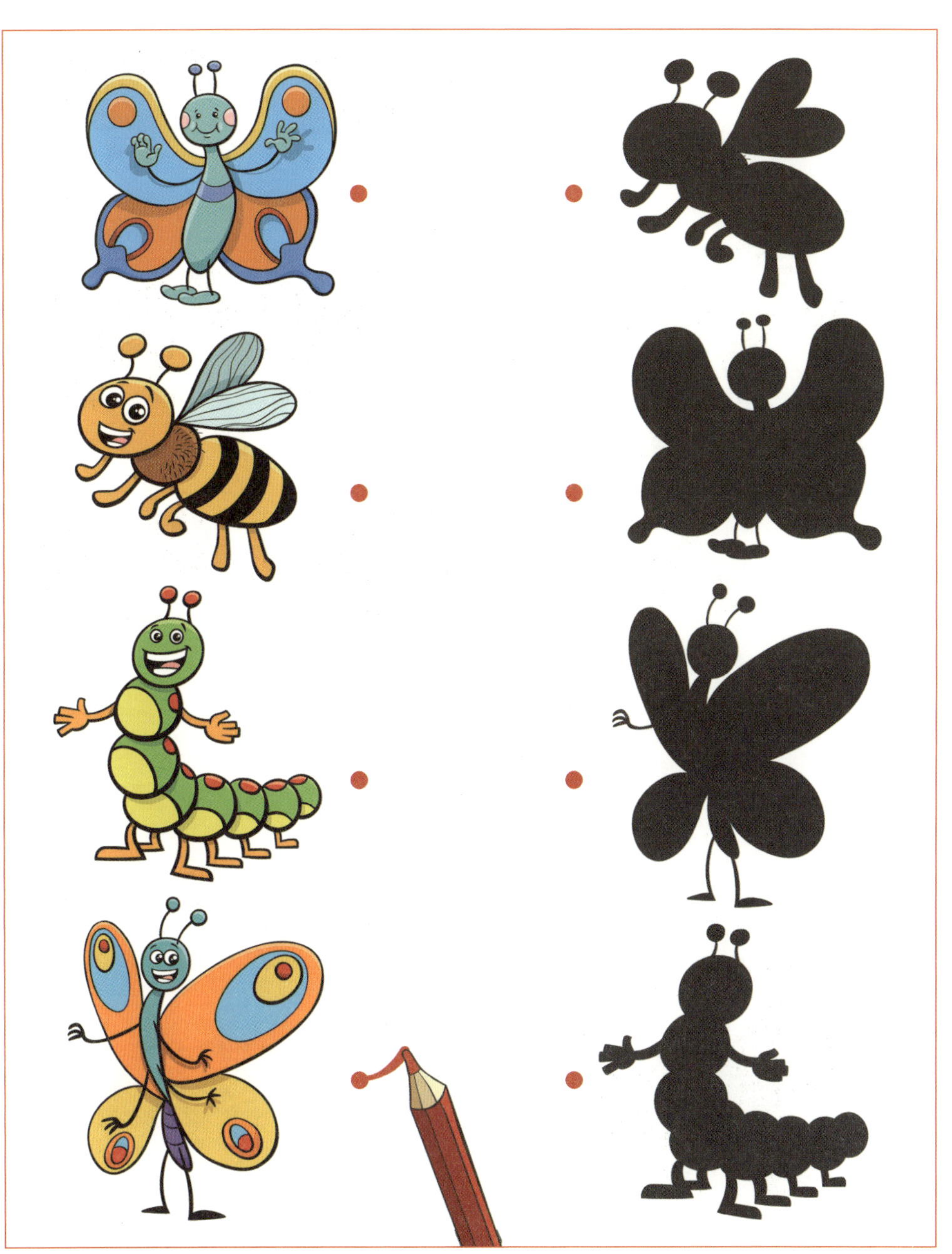

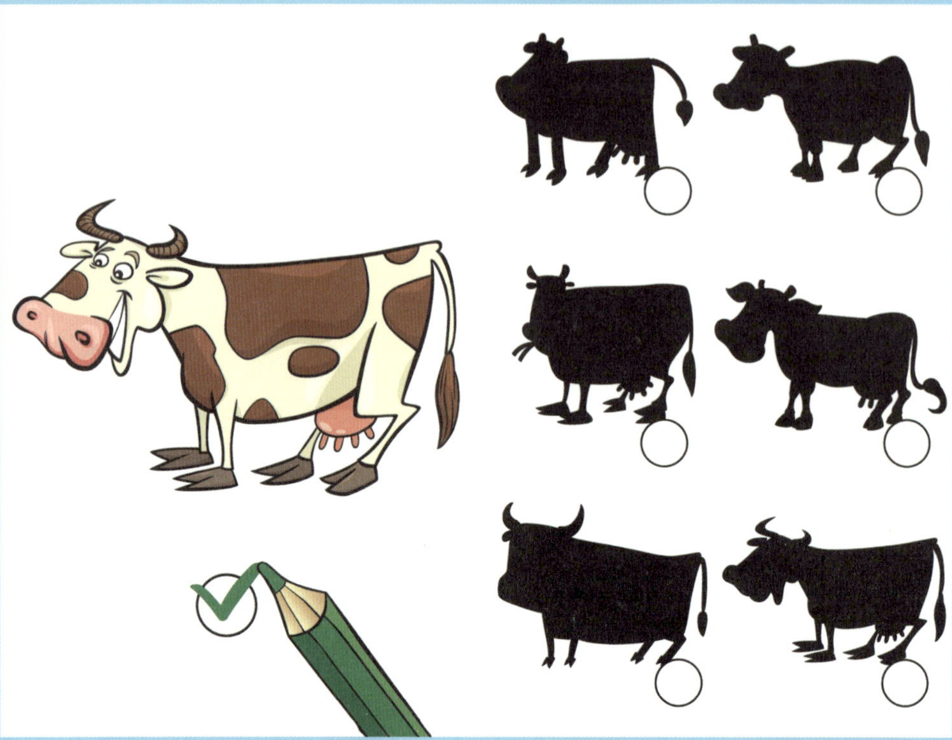

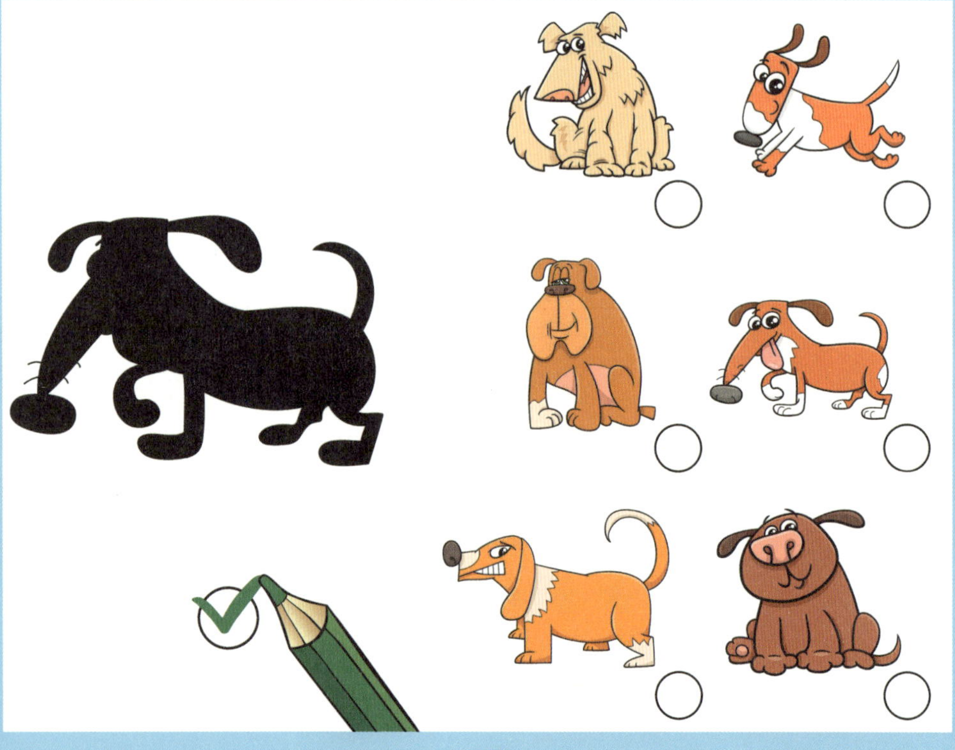

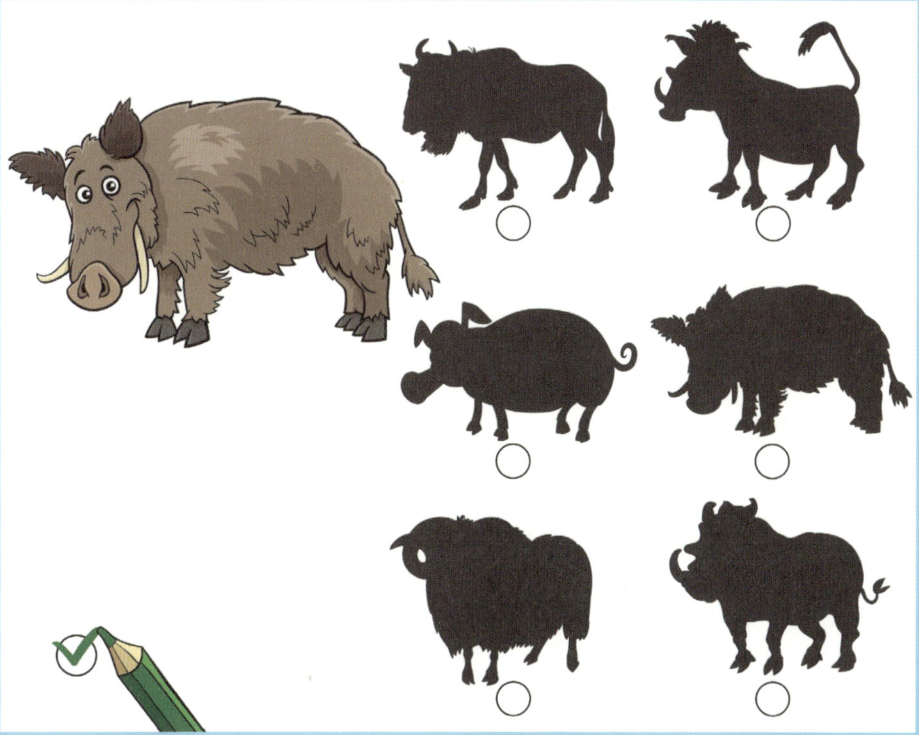

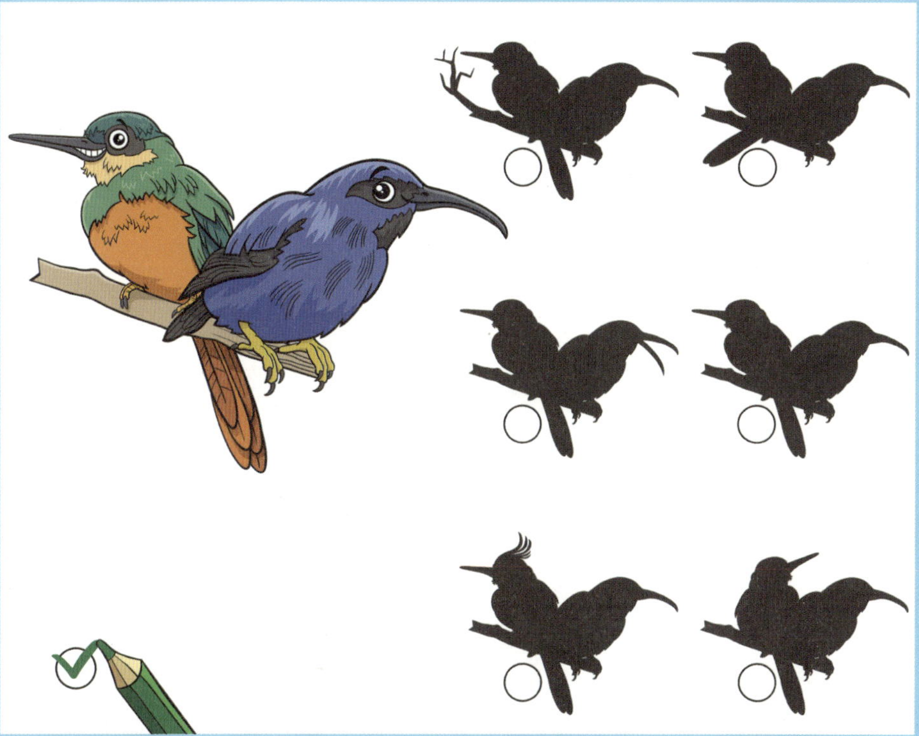

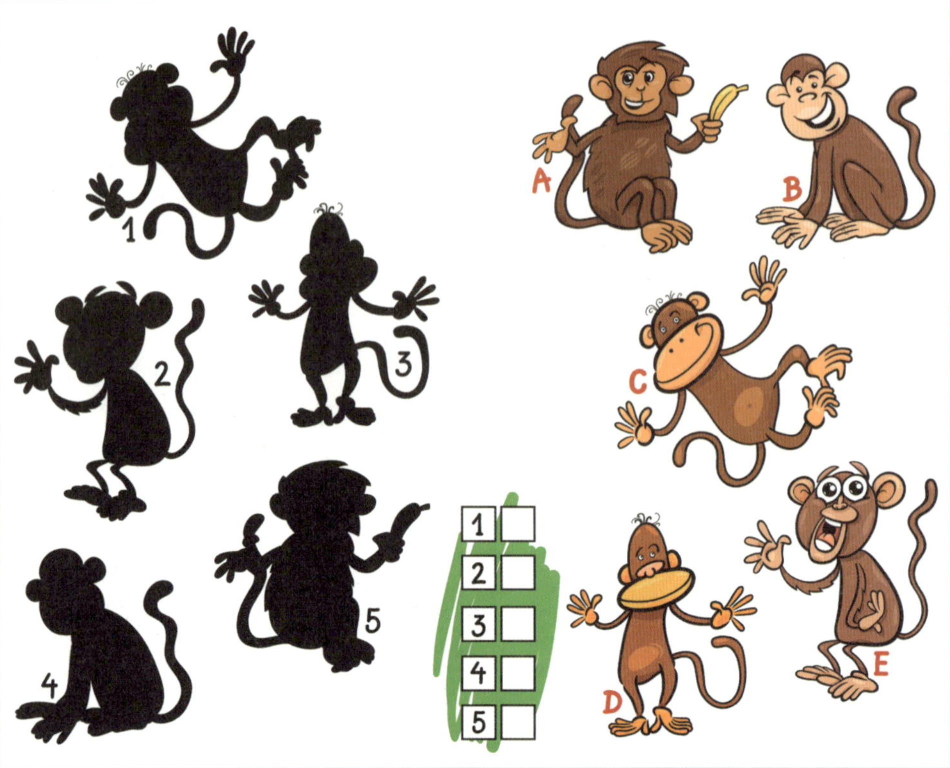

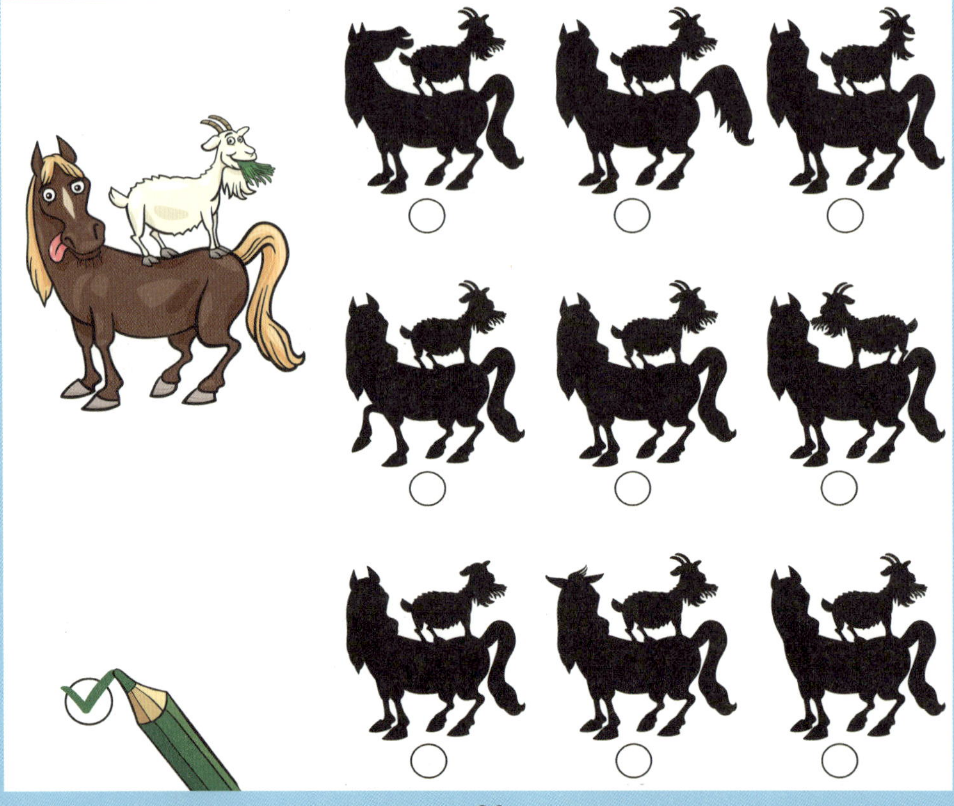

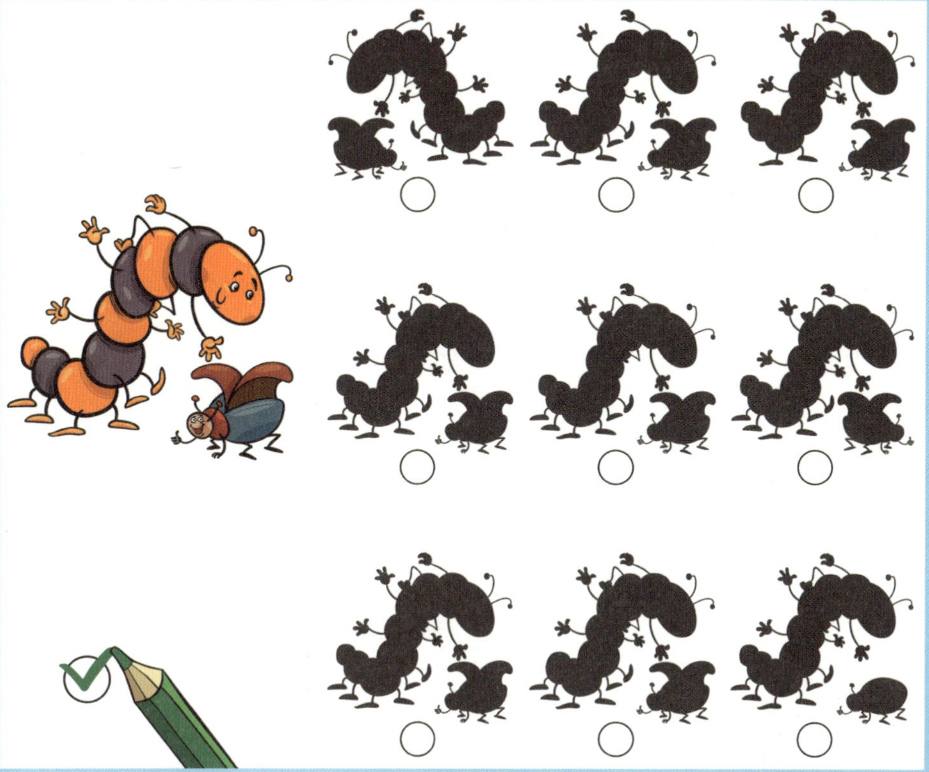

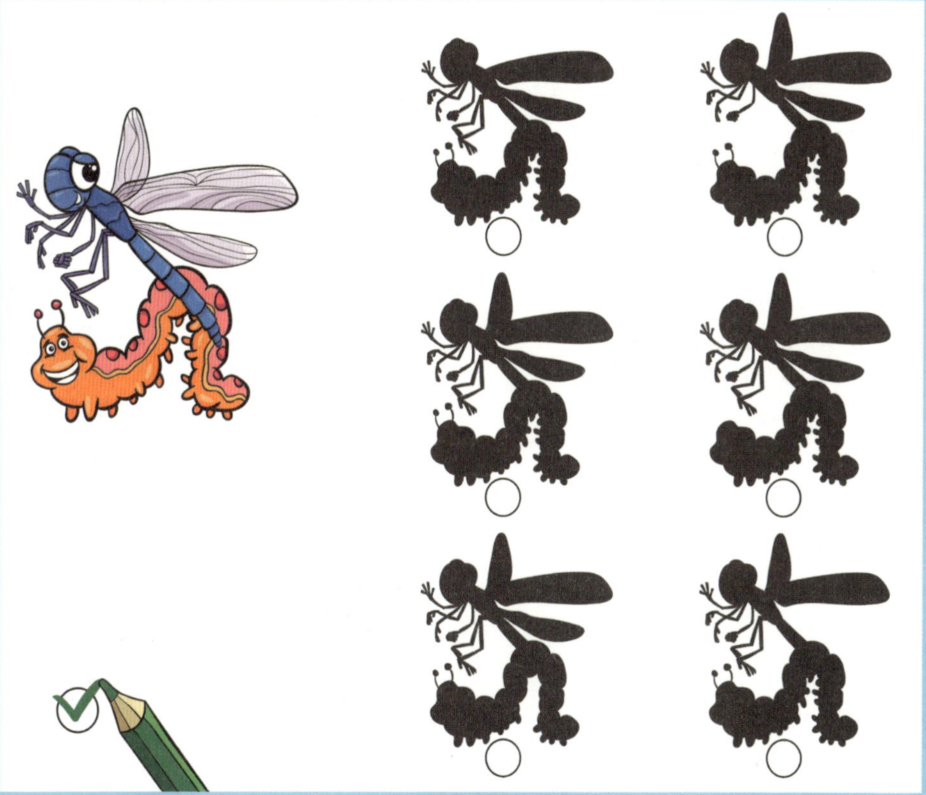

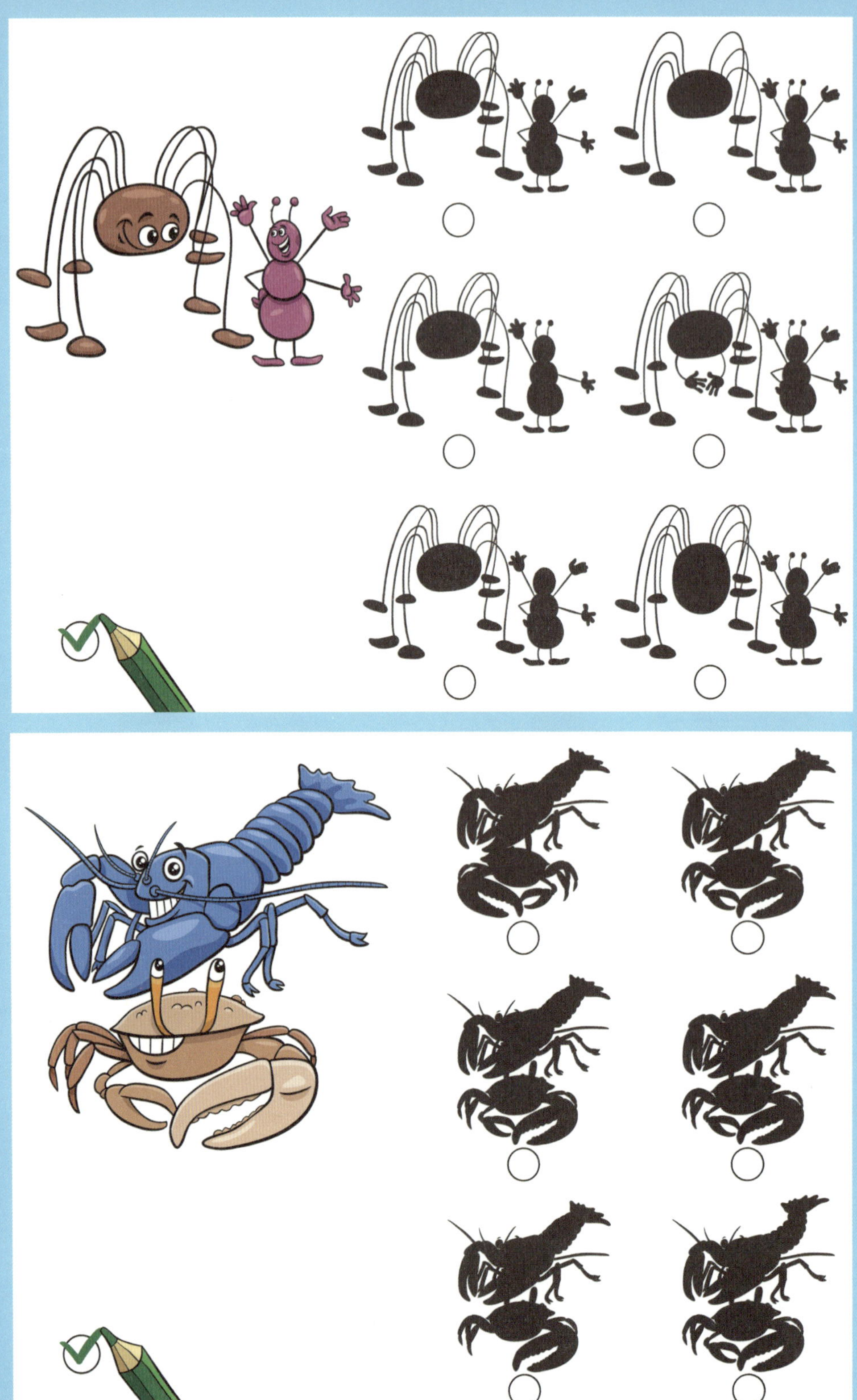

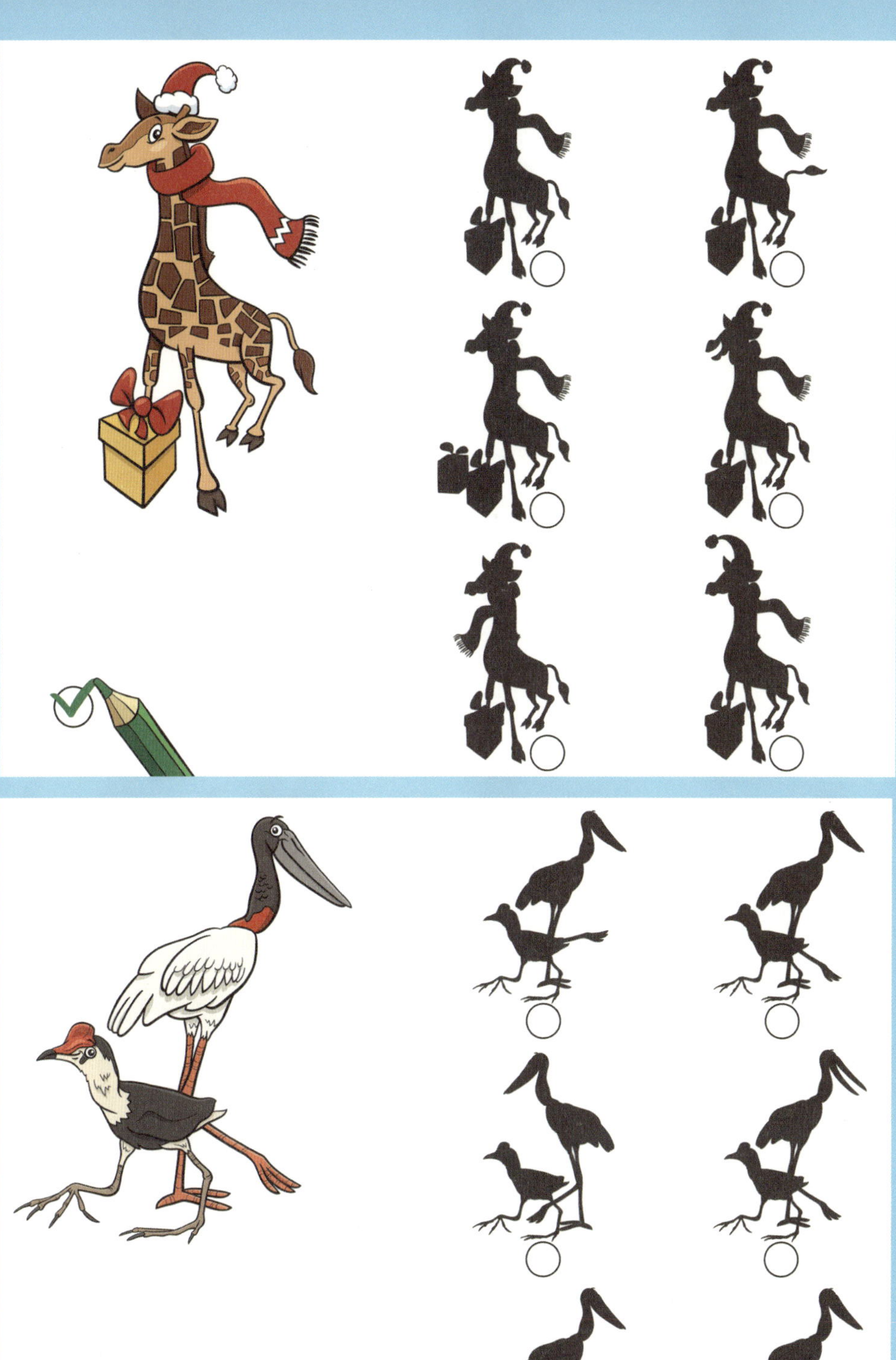

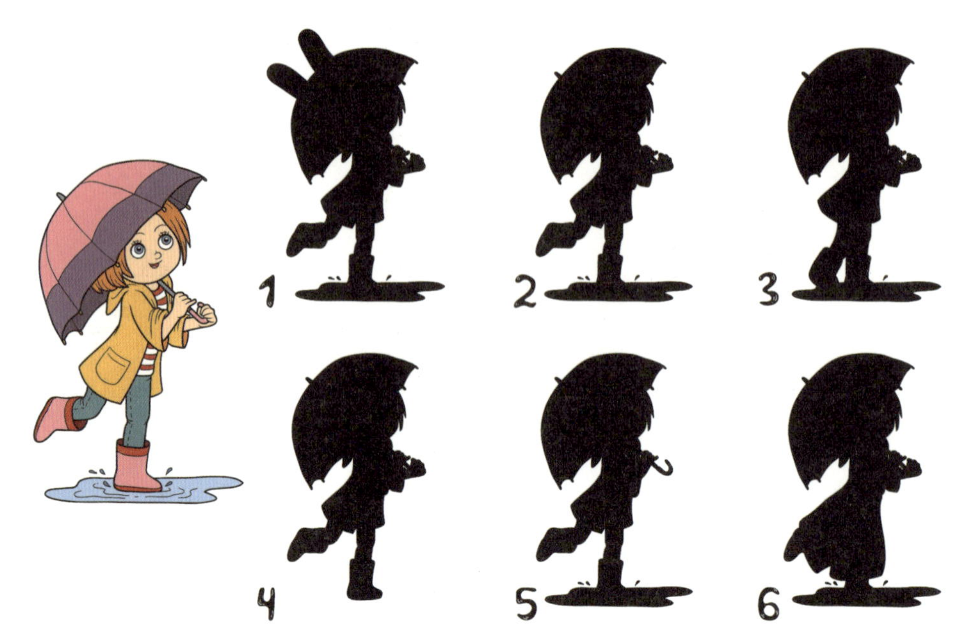

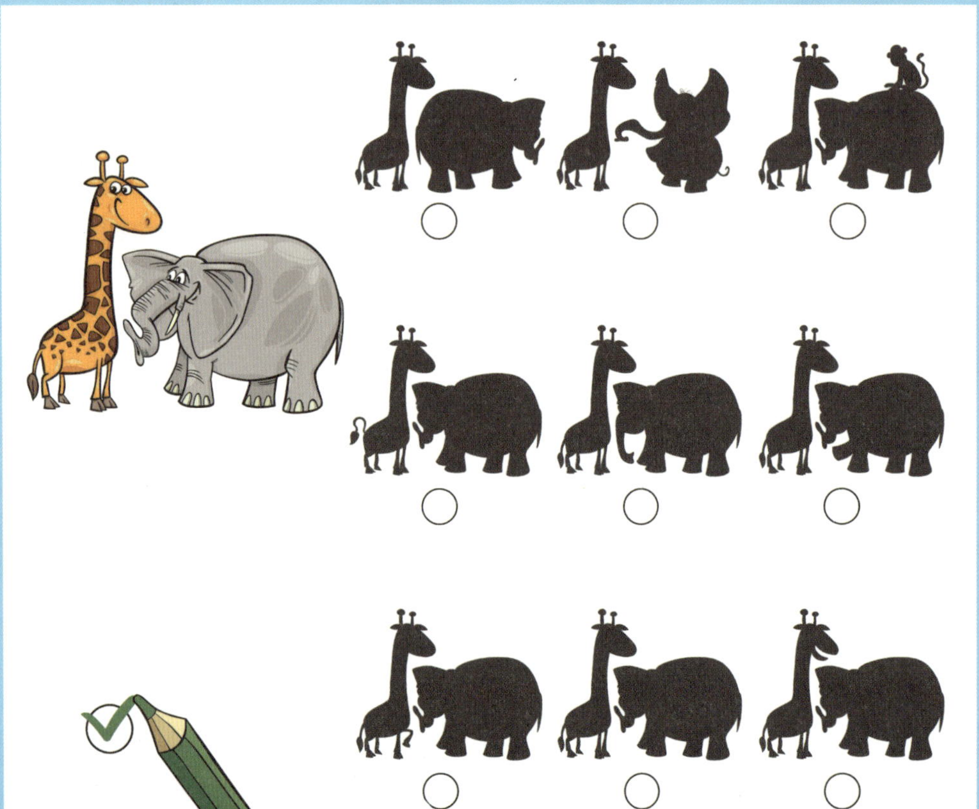

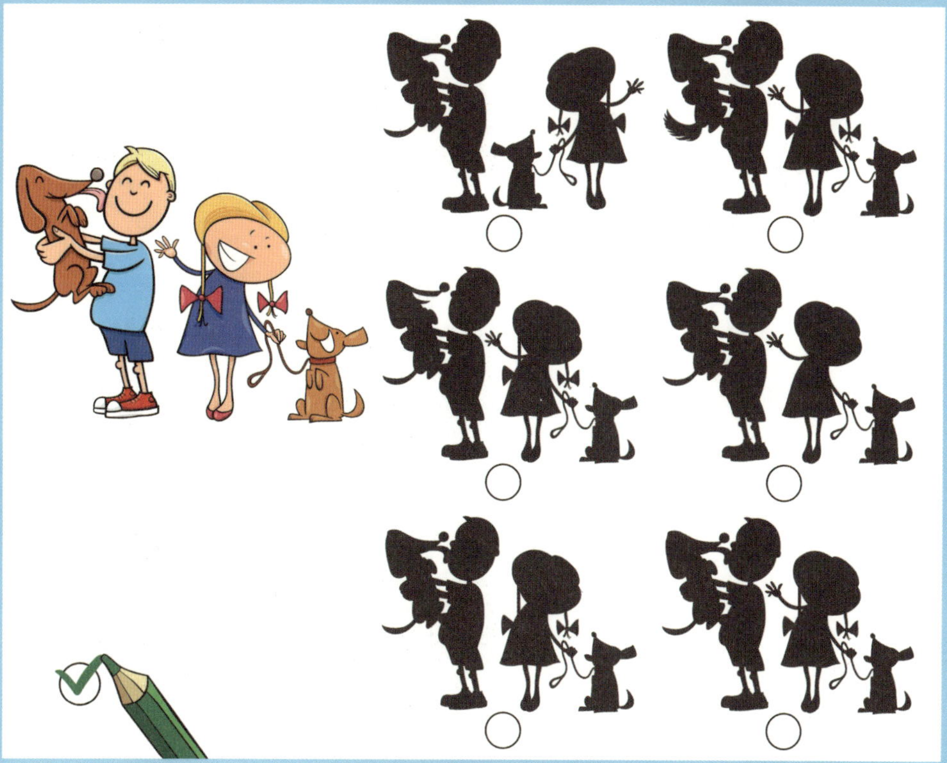

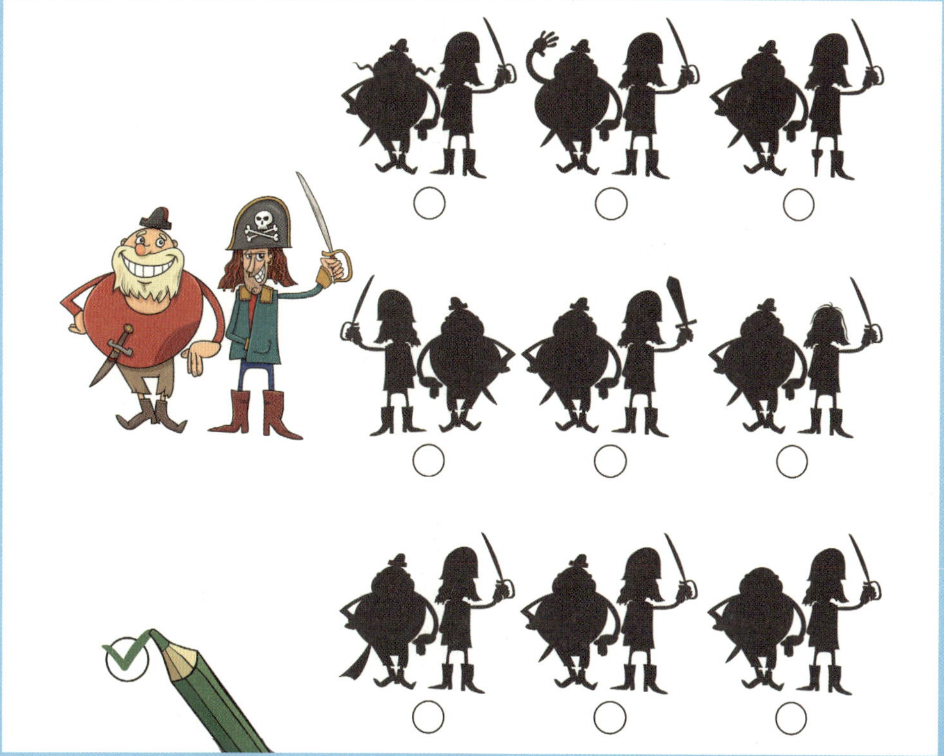

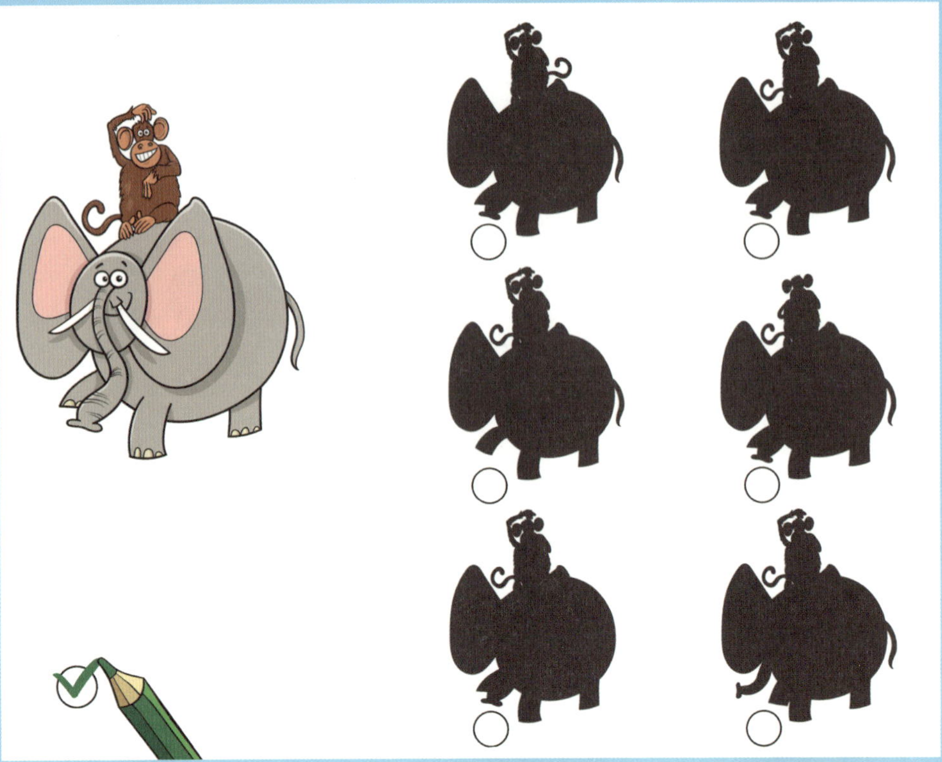

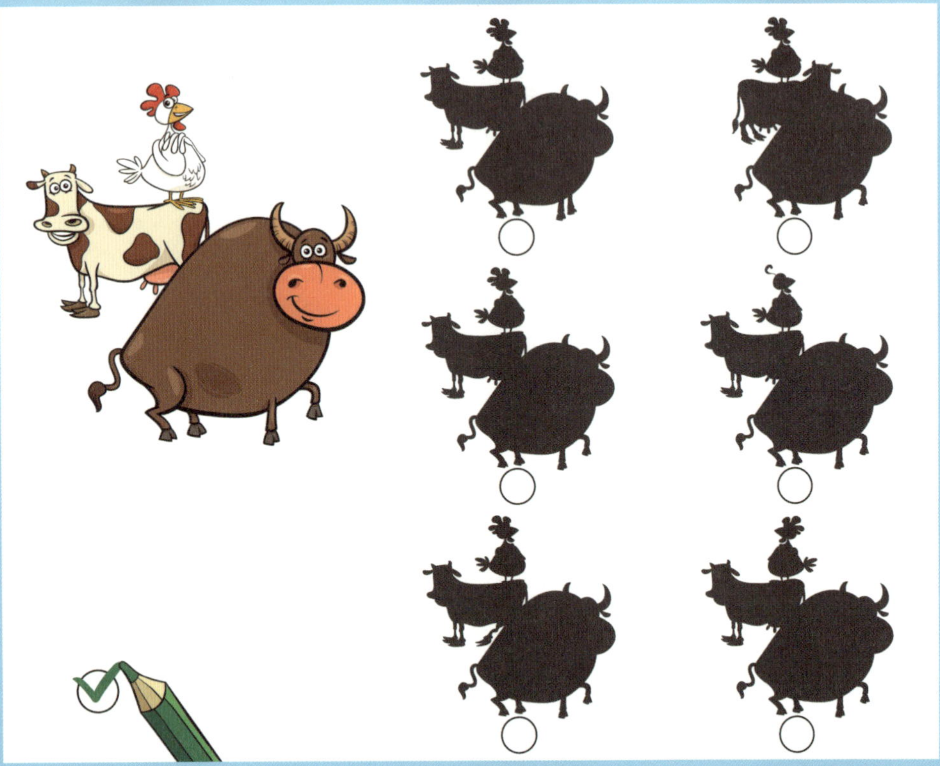

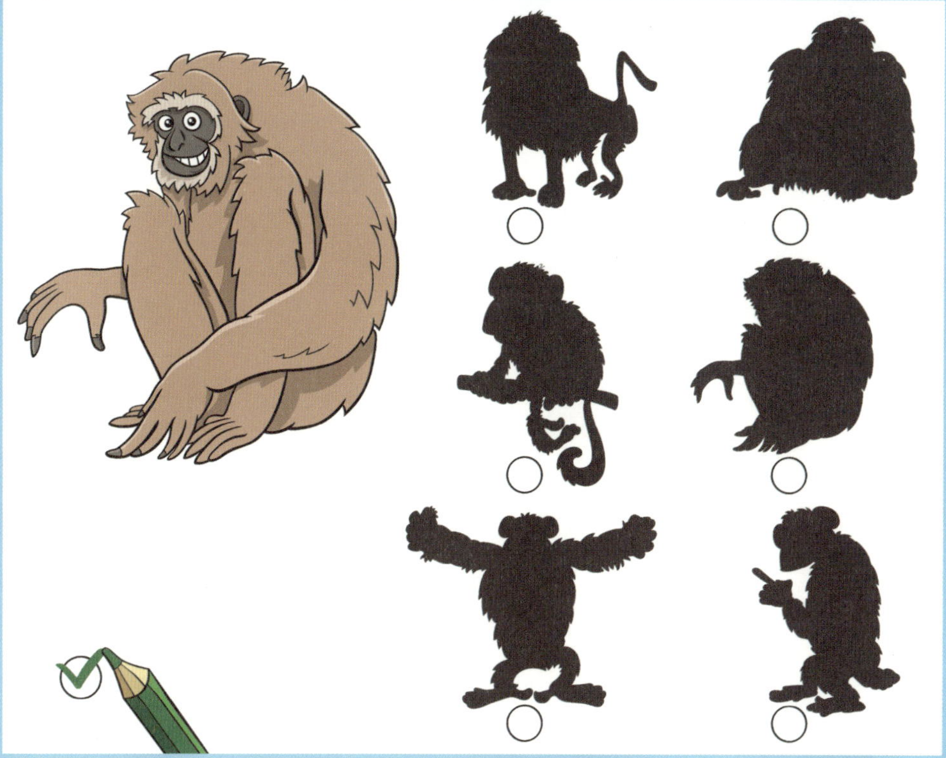

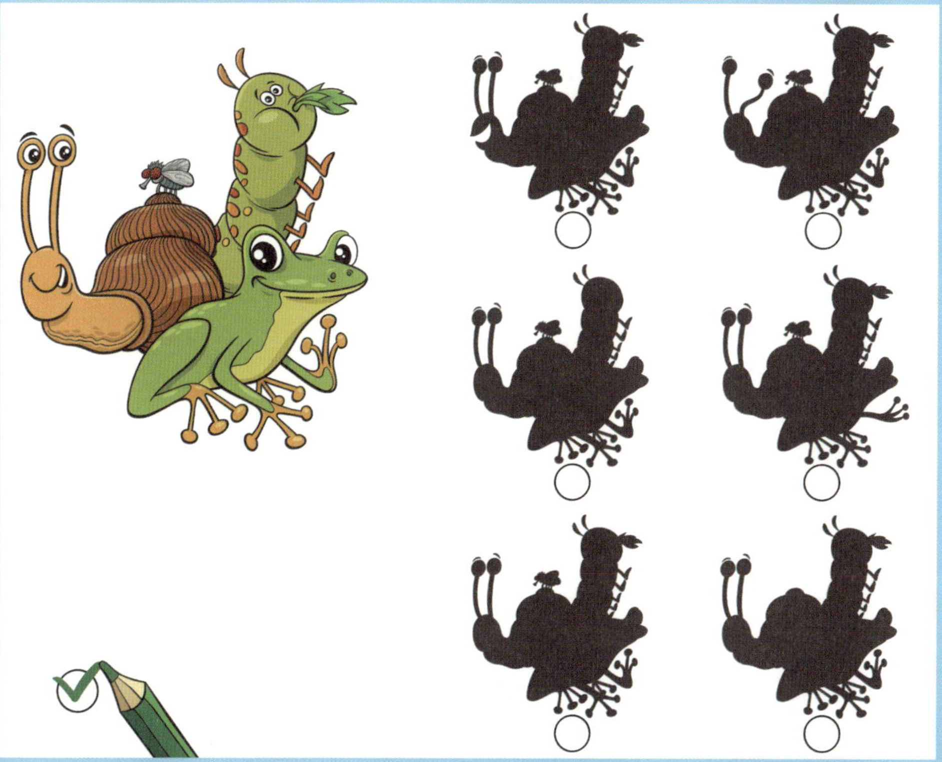

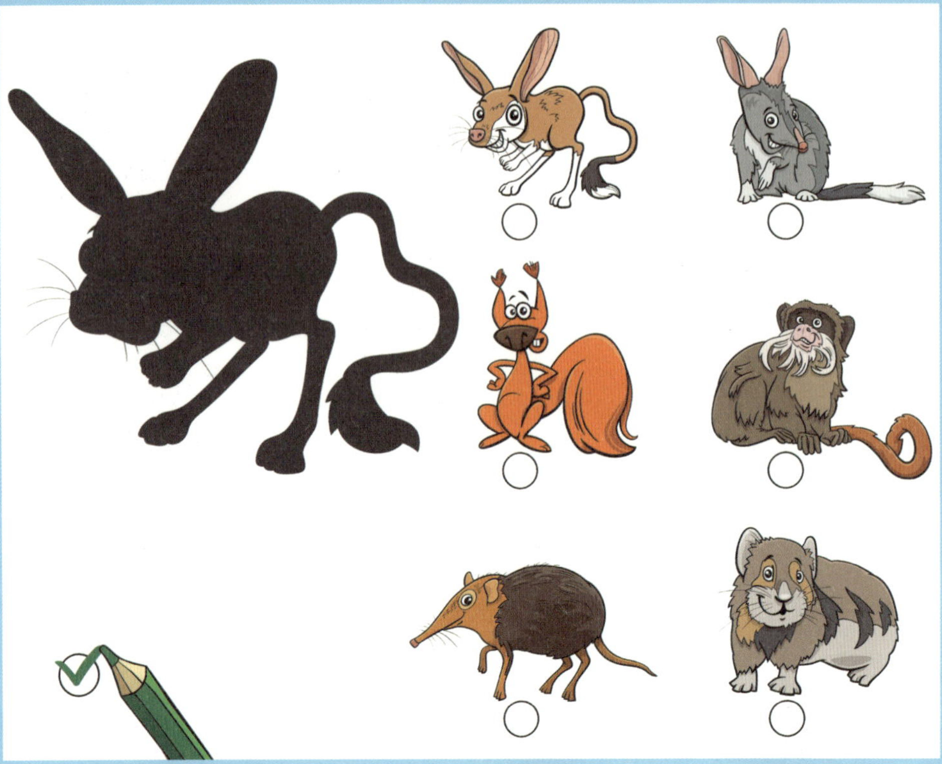

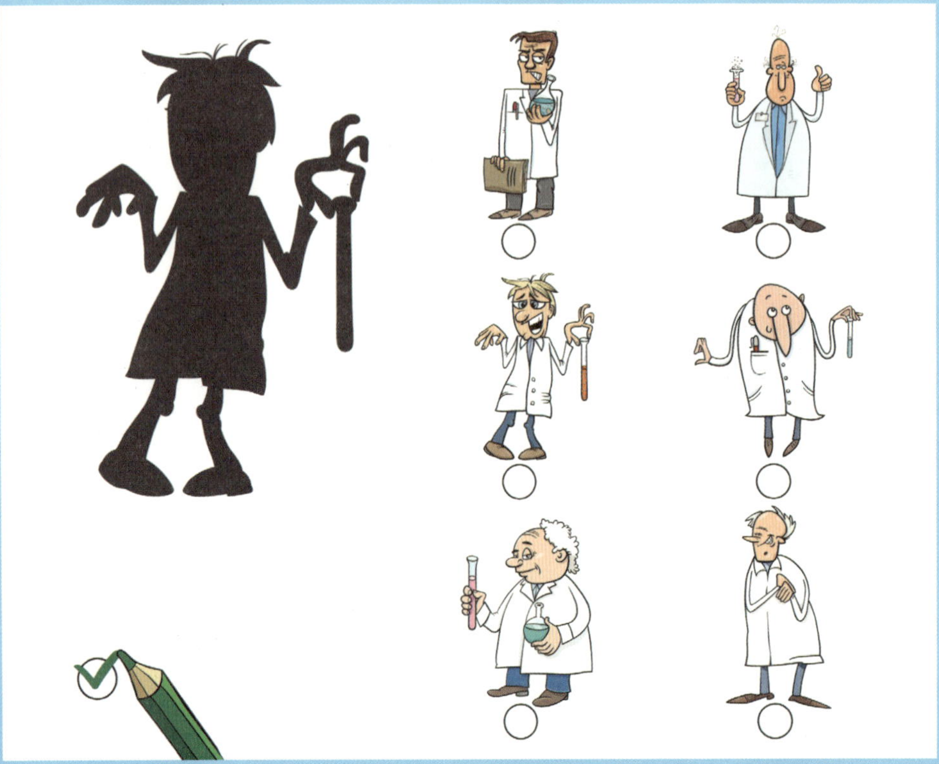

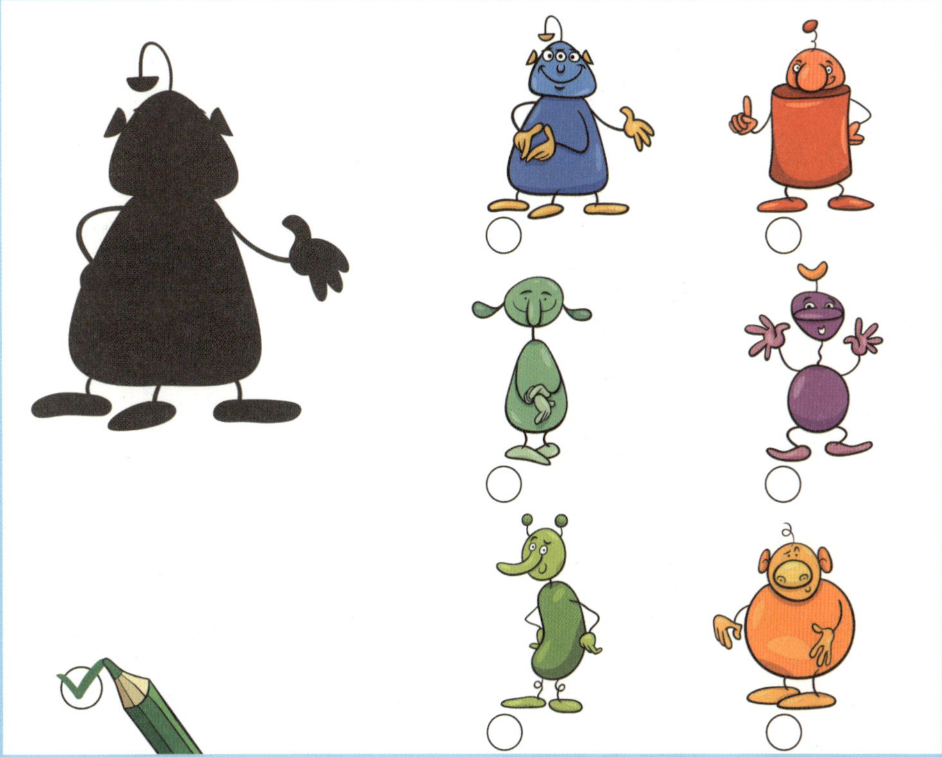

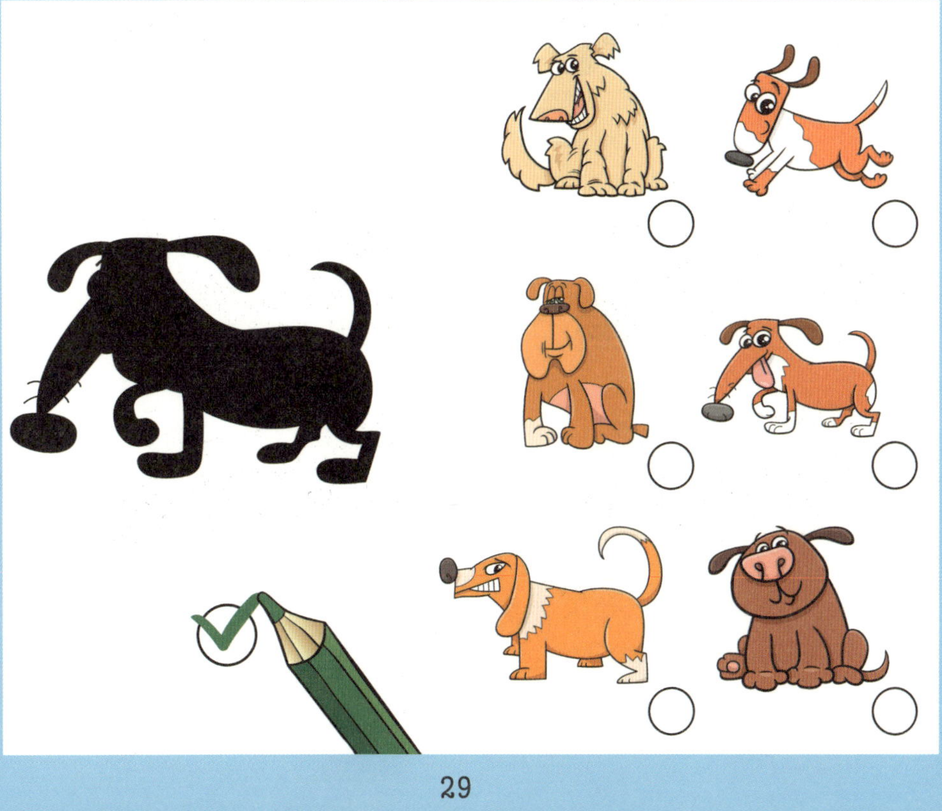

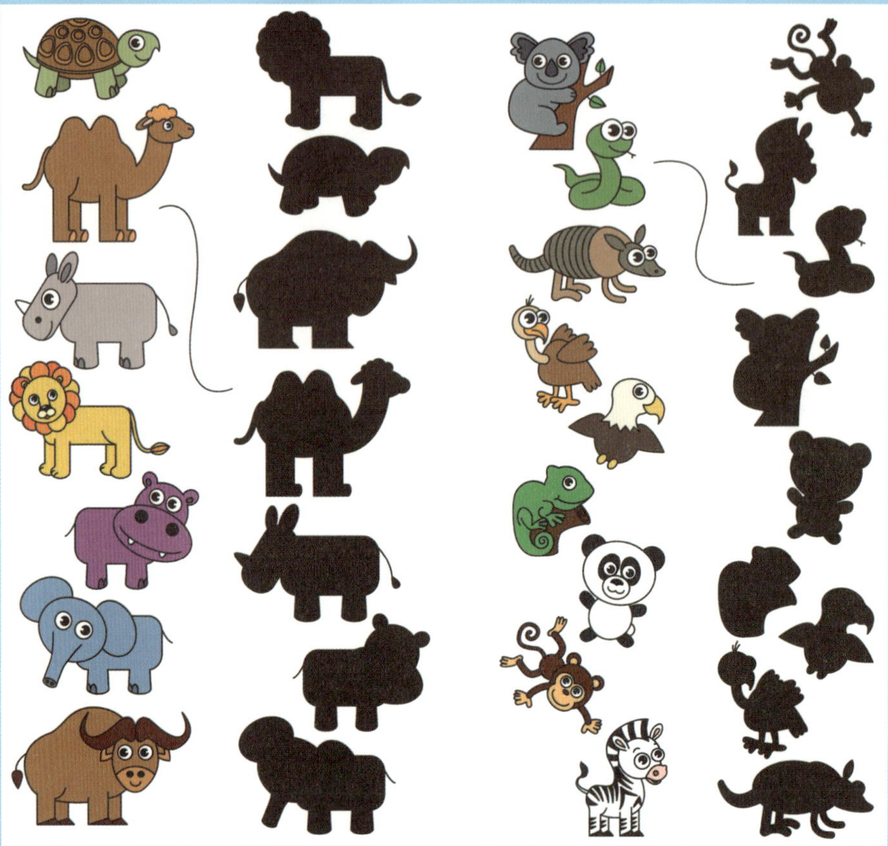

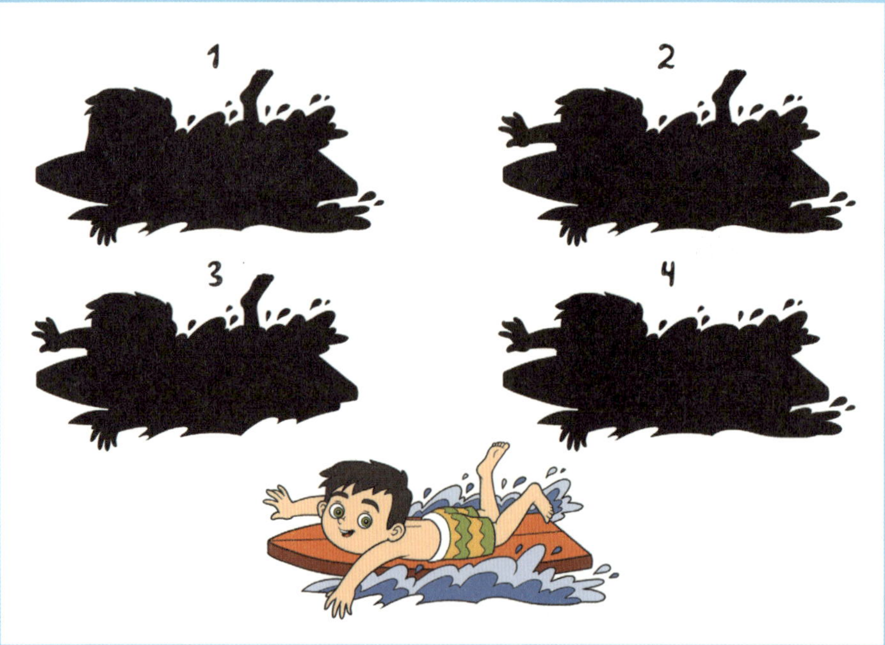

1
2
3
4

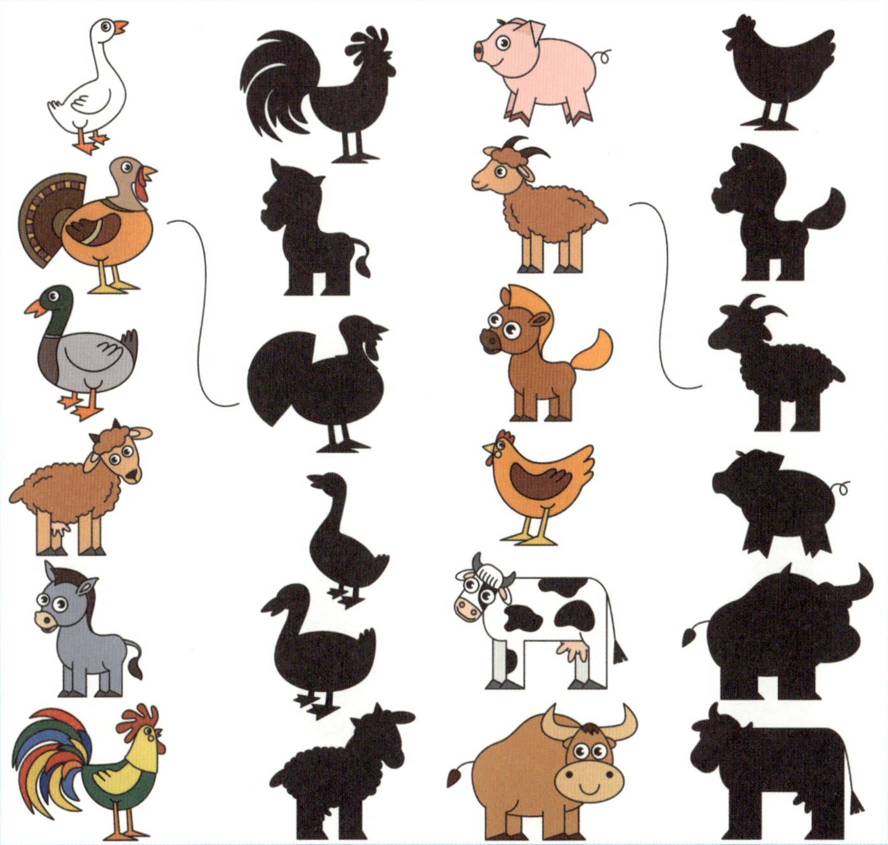

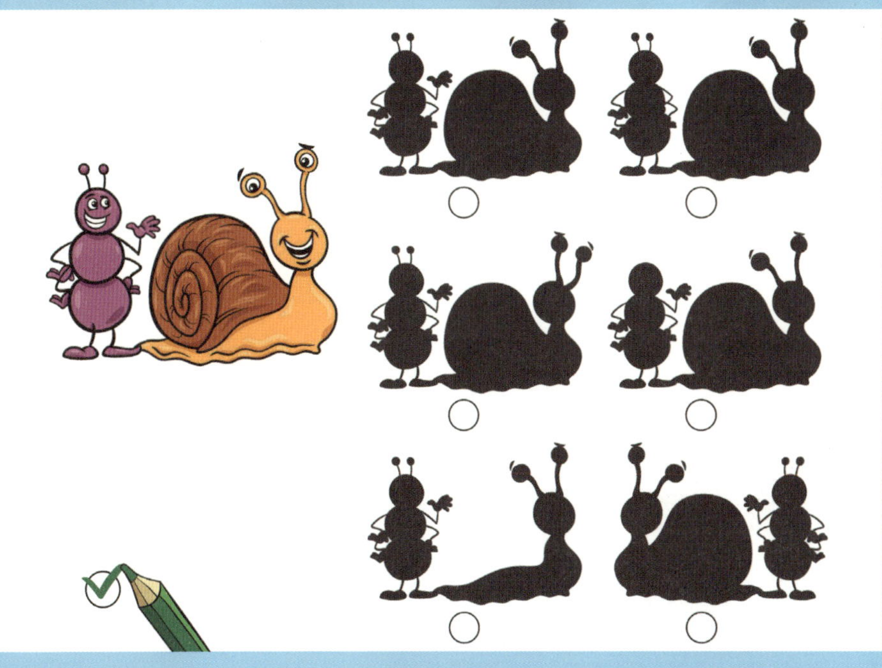

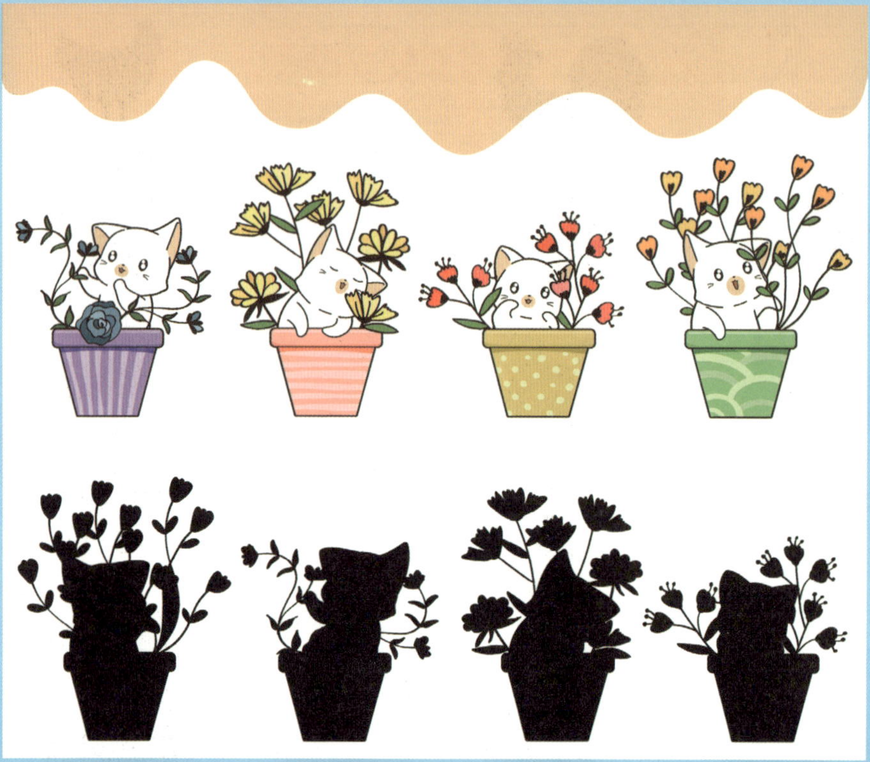

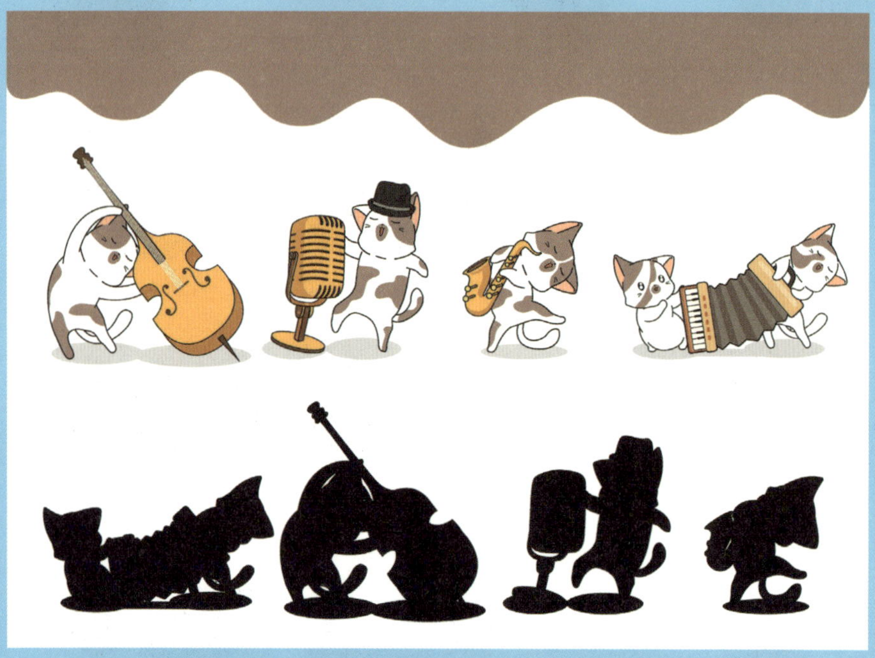

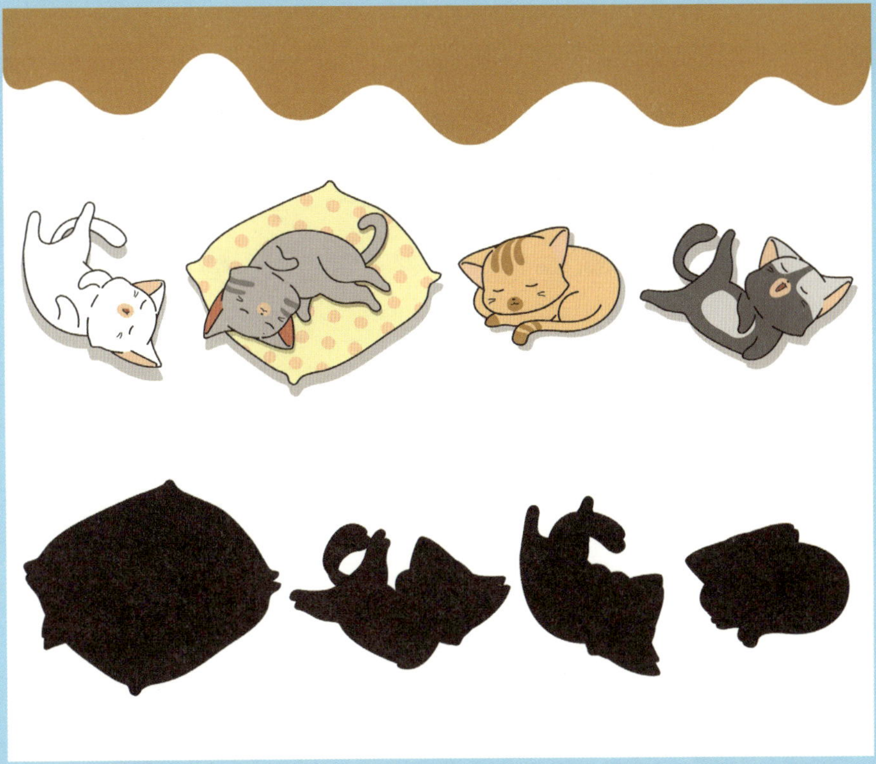

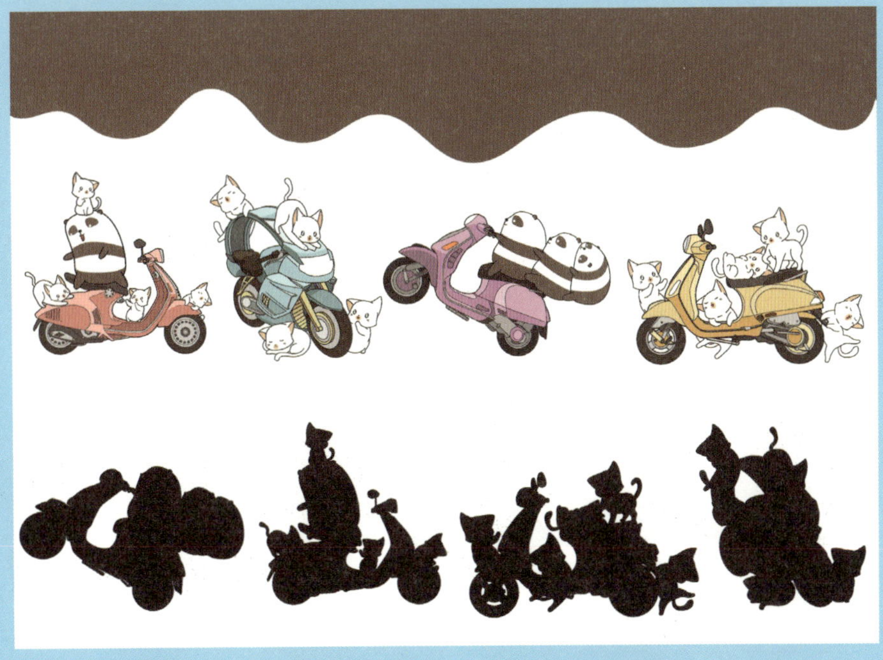

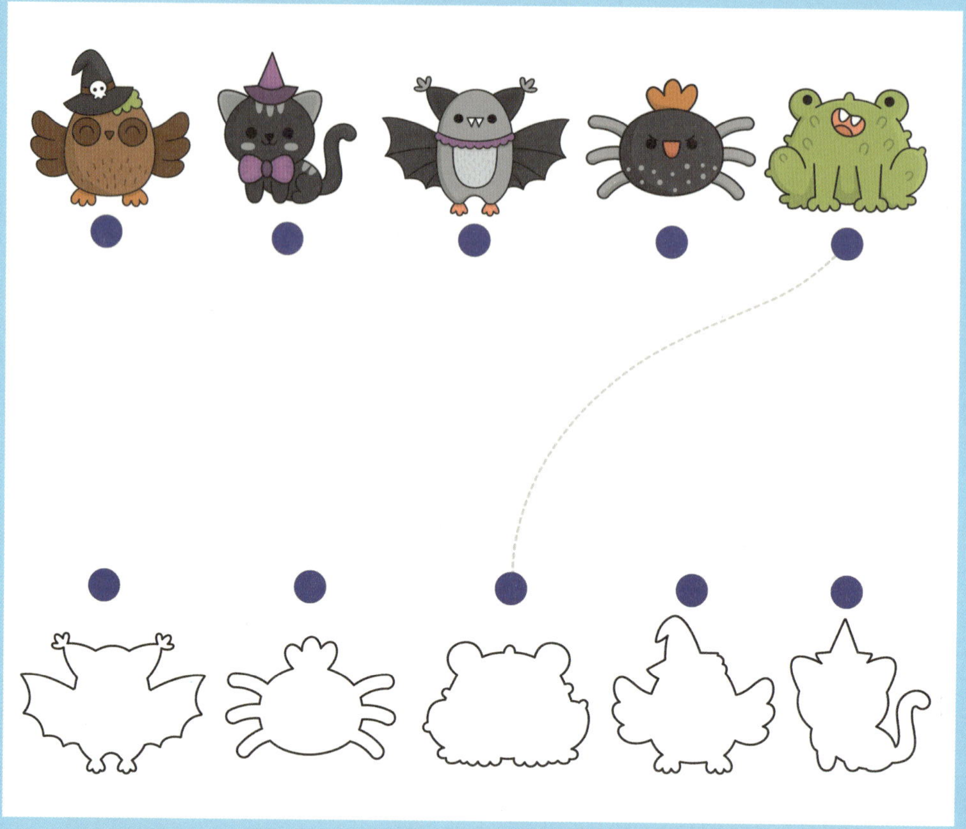

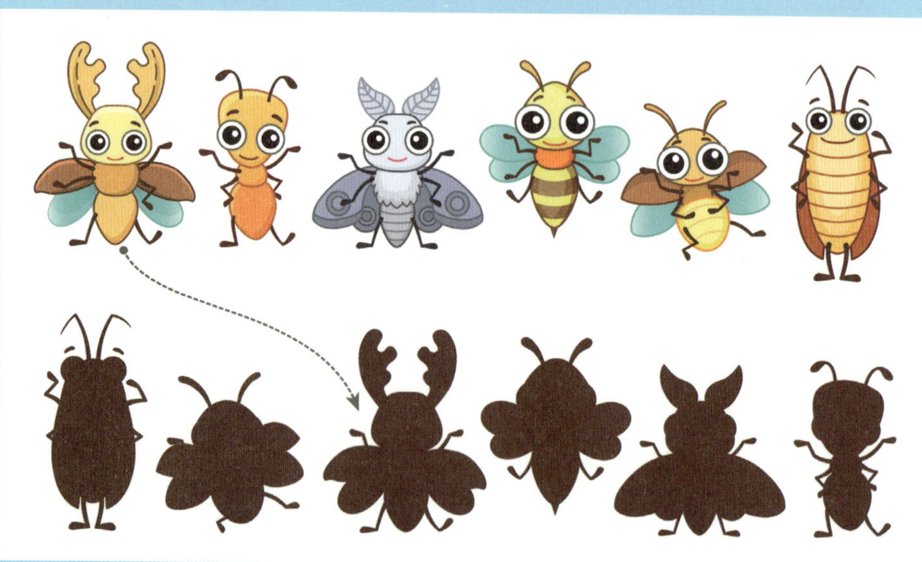

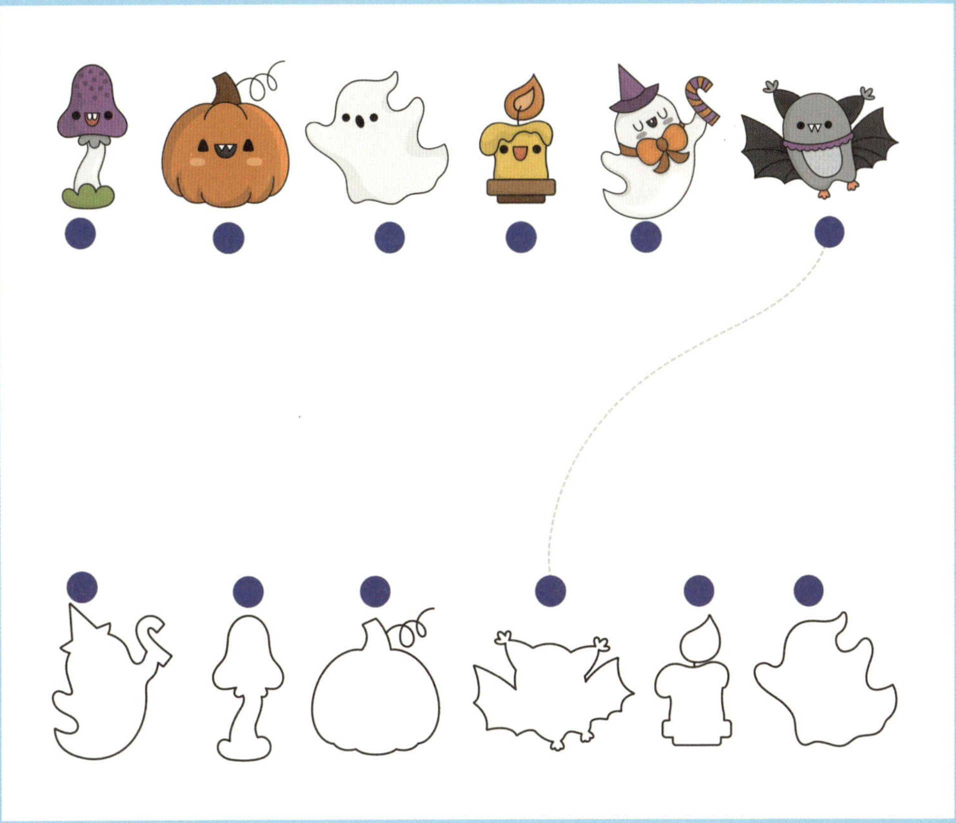

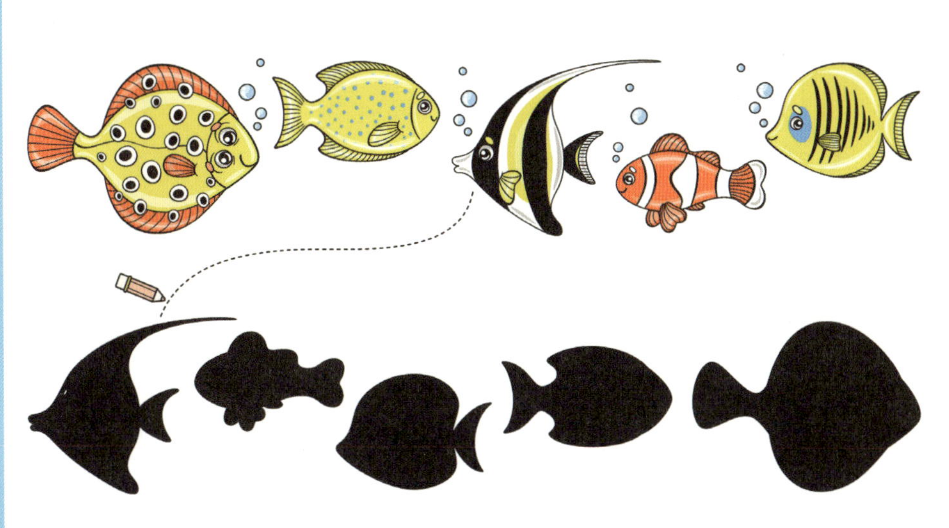

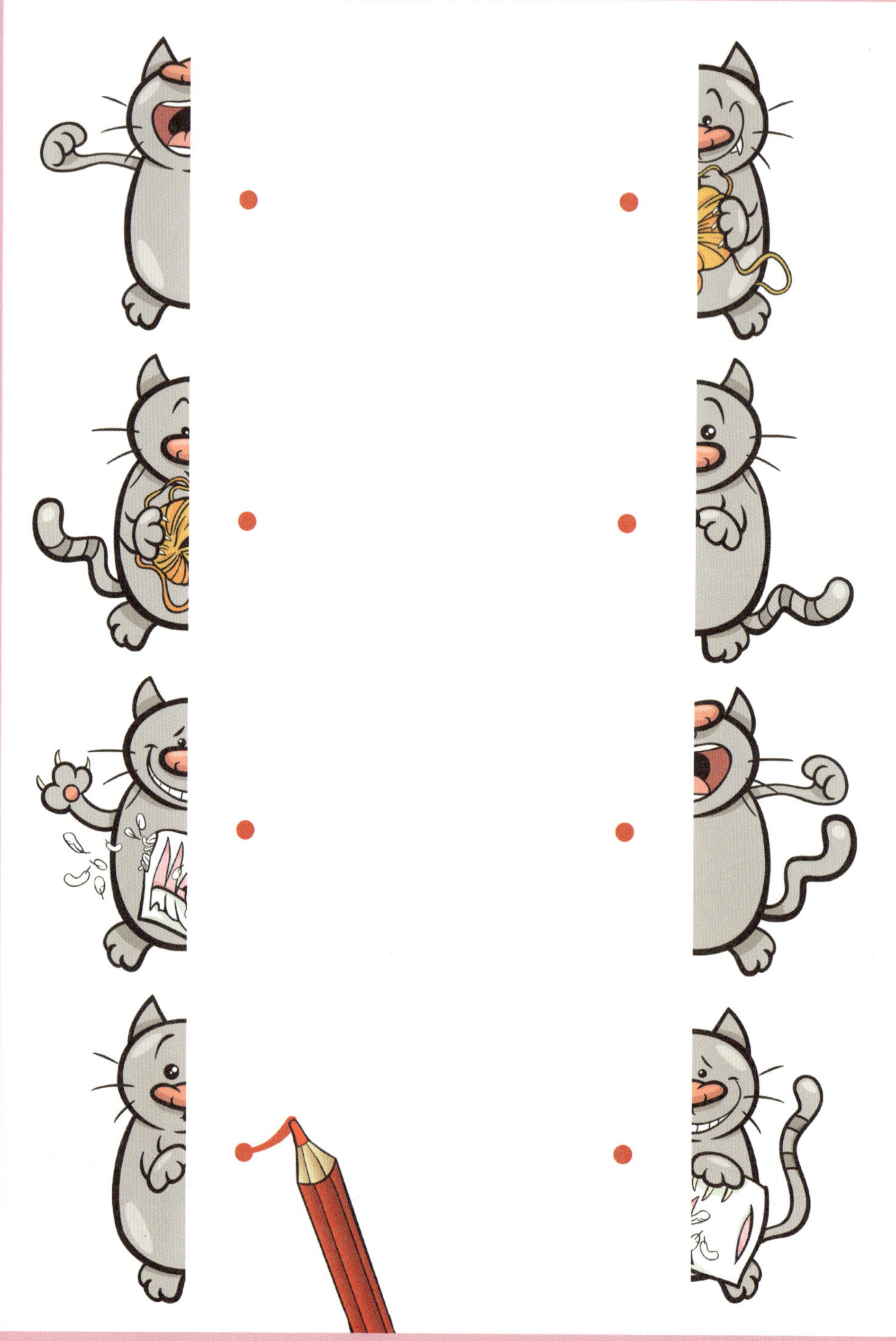

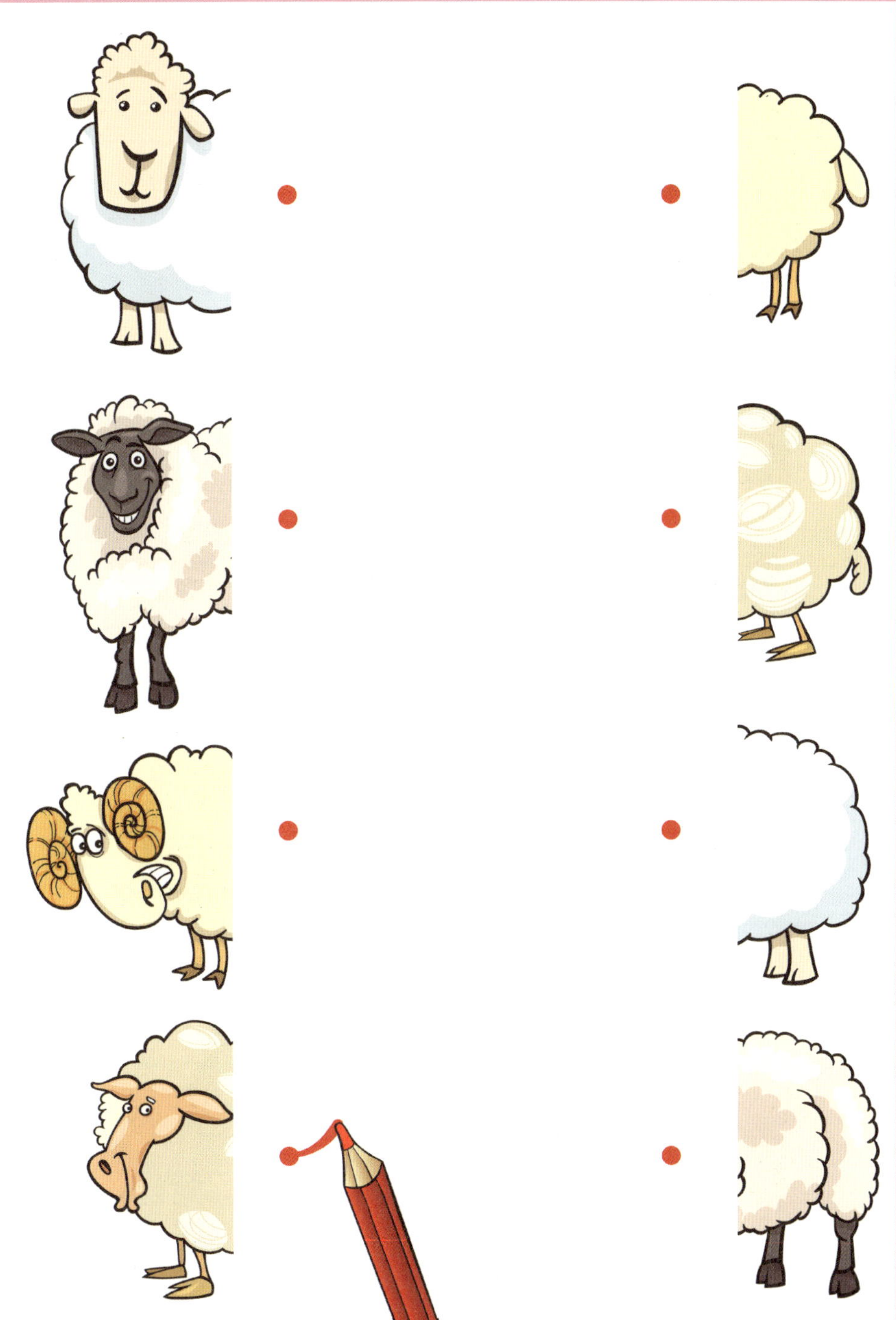

연관성 찾기

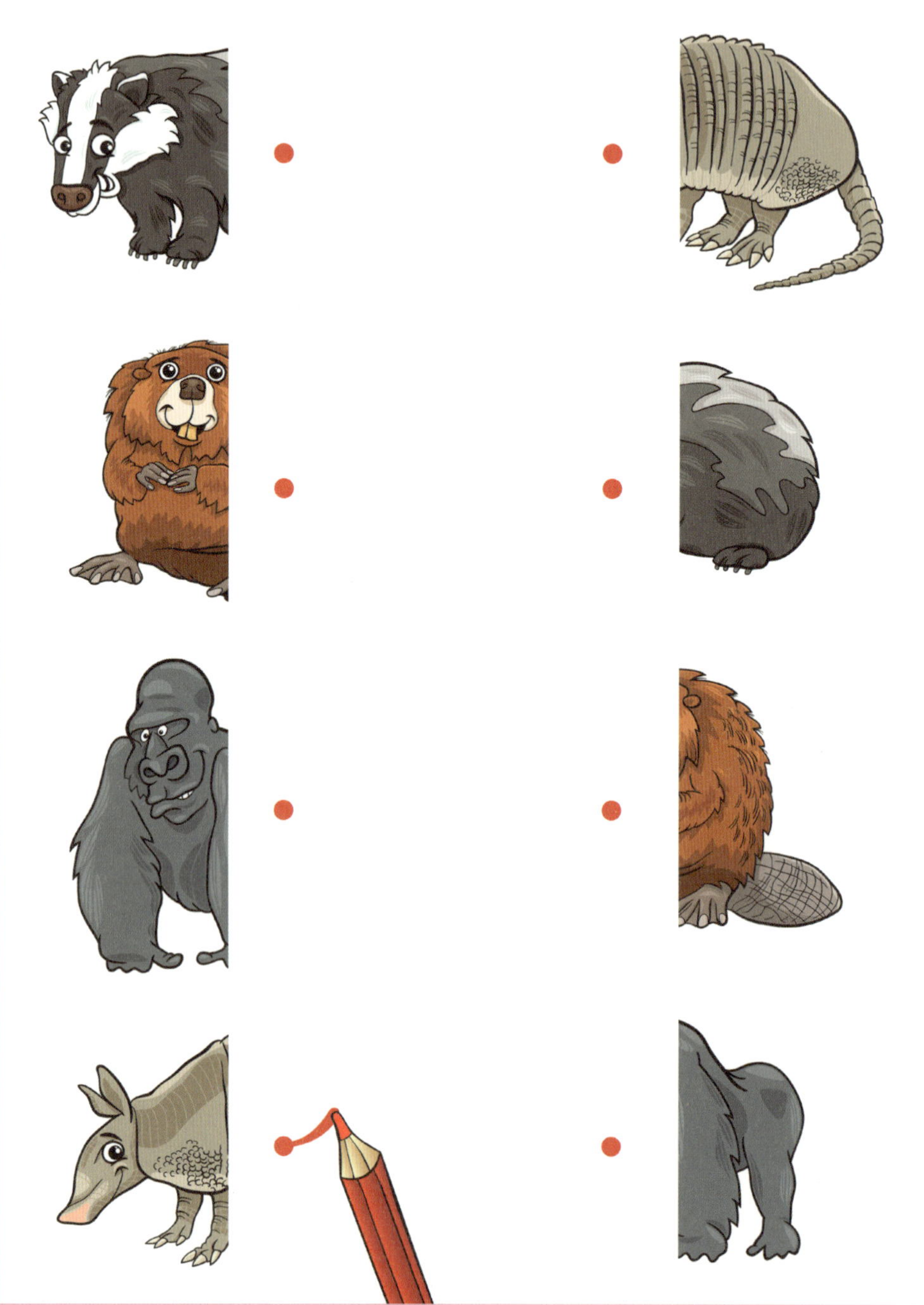

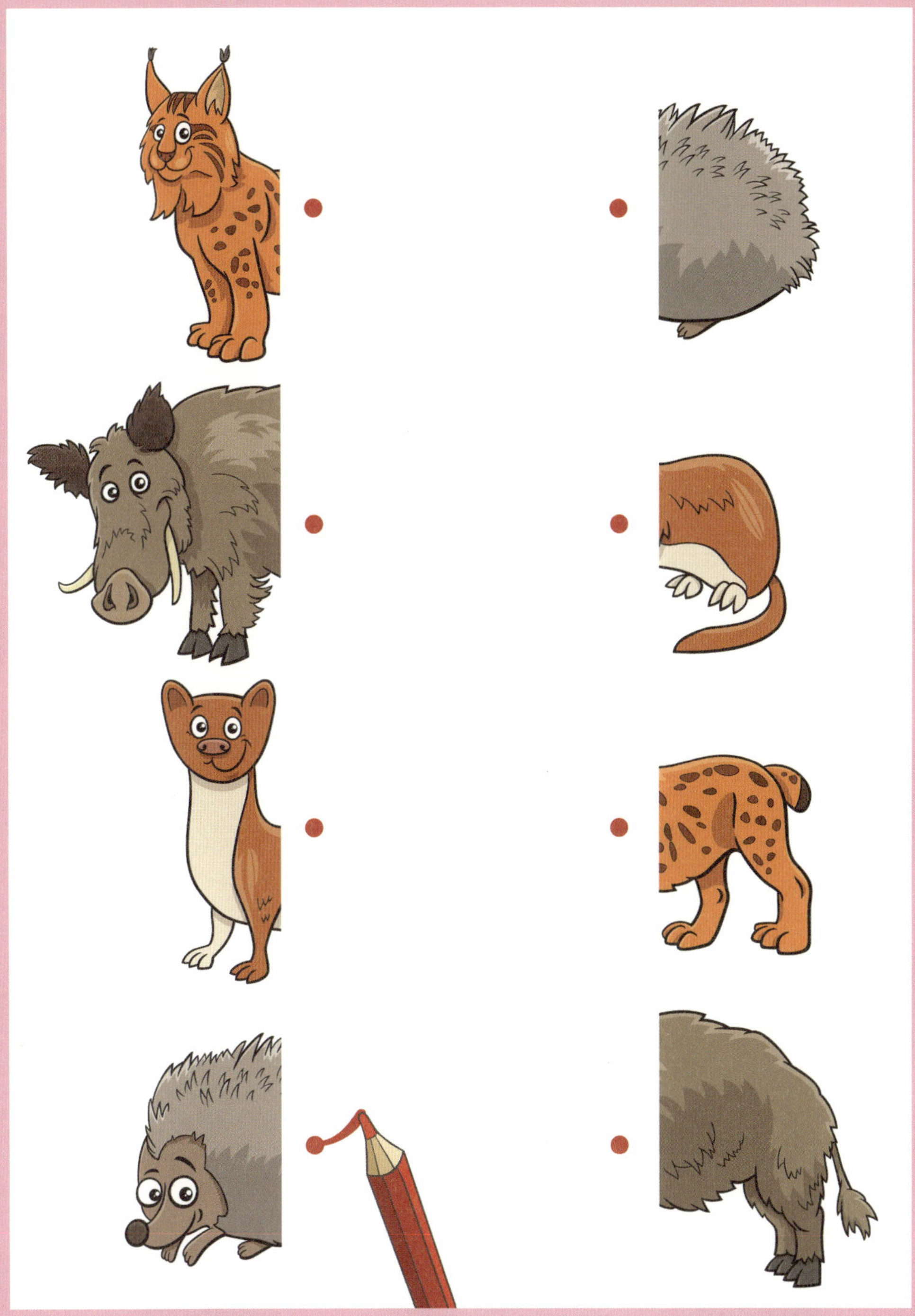

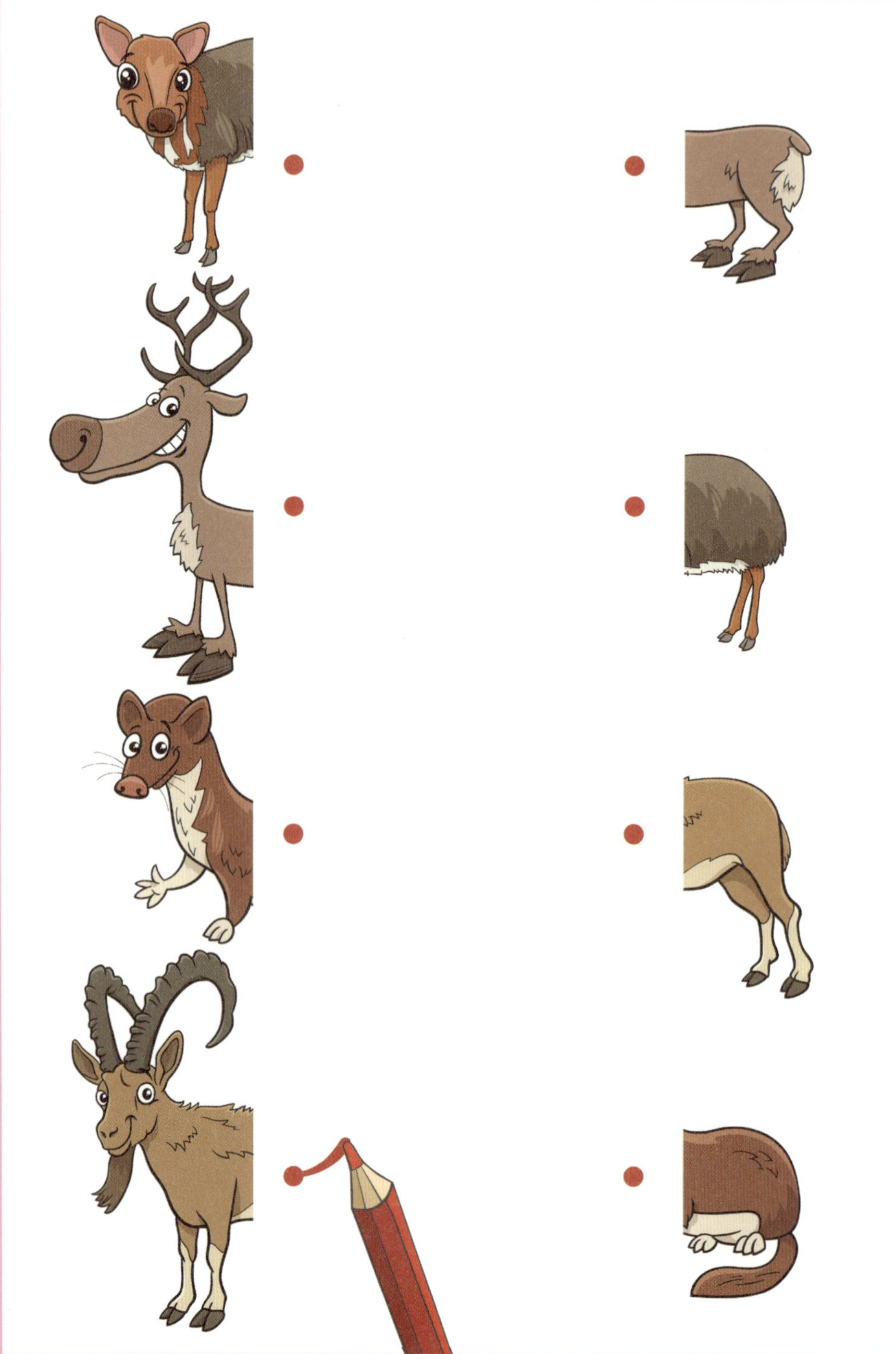

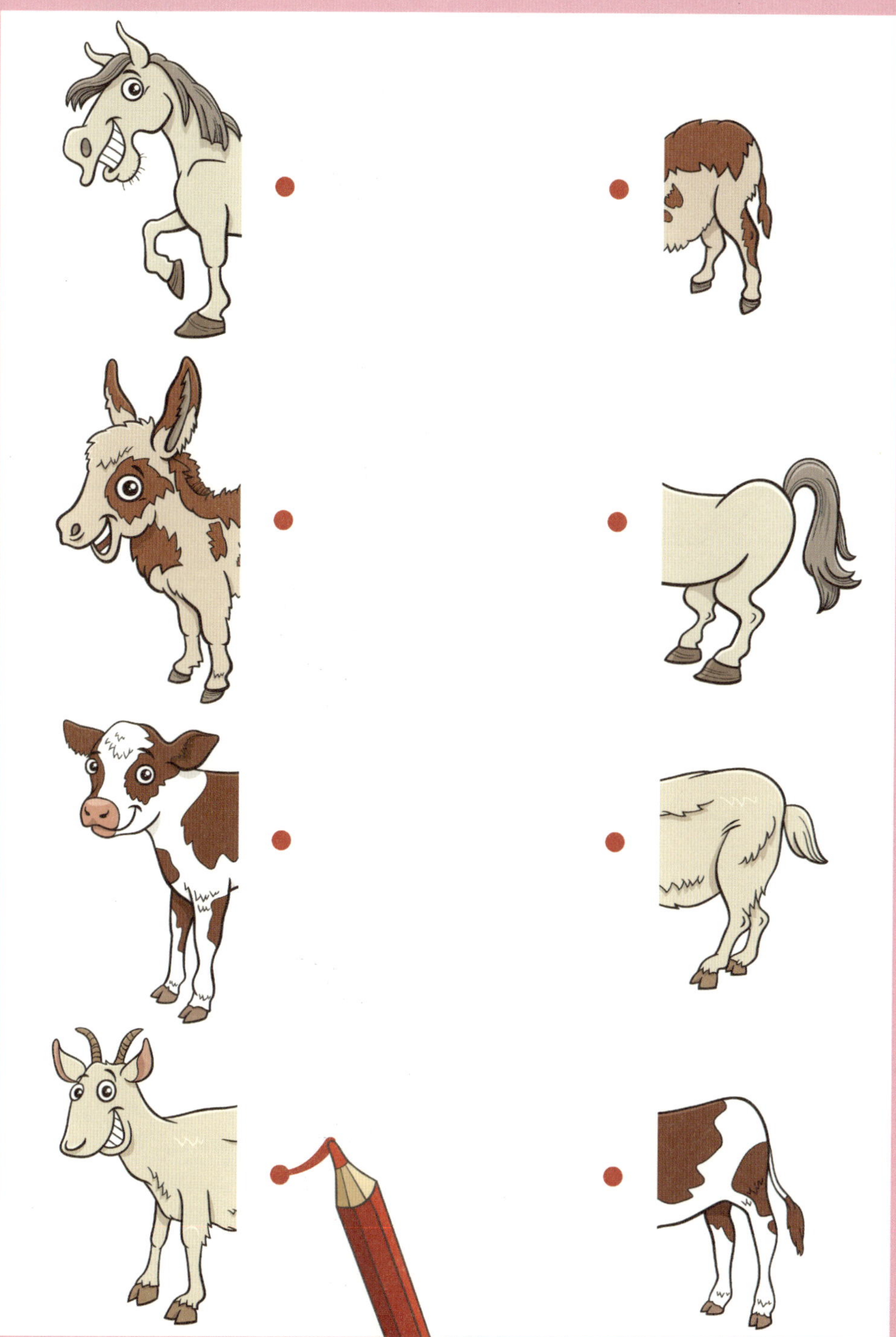

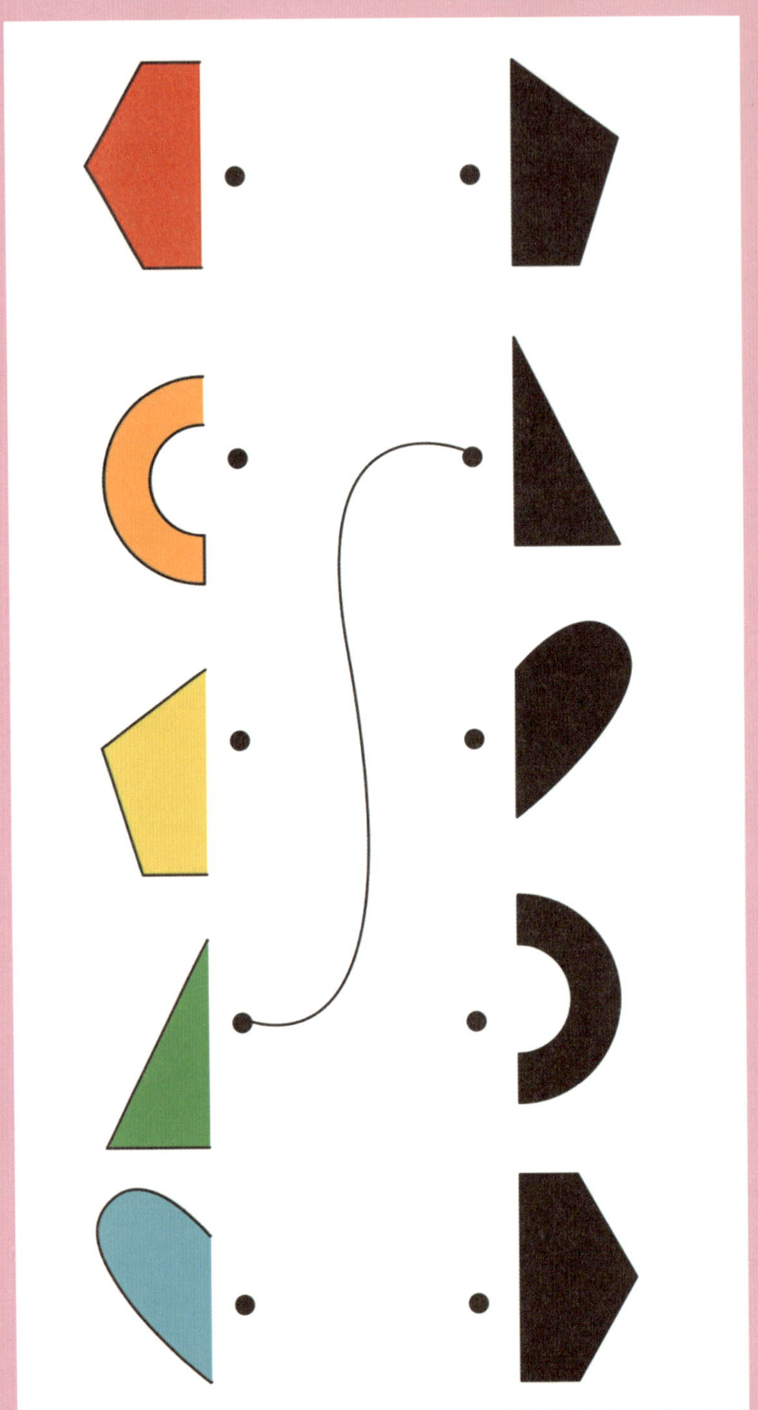

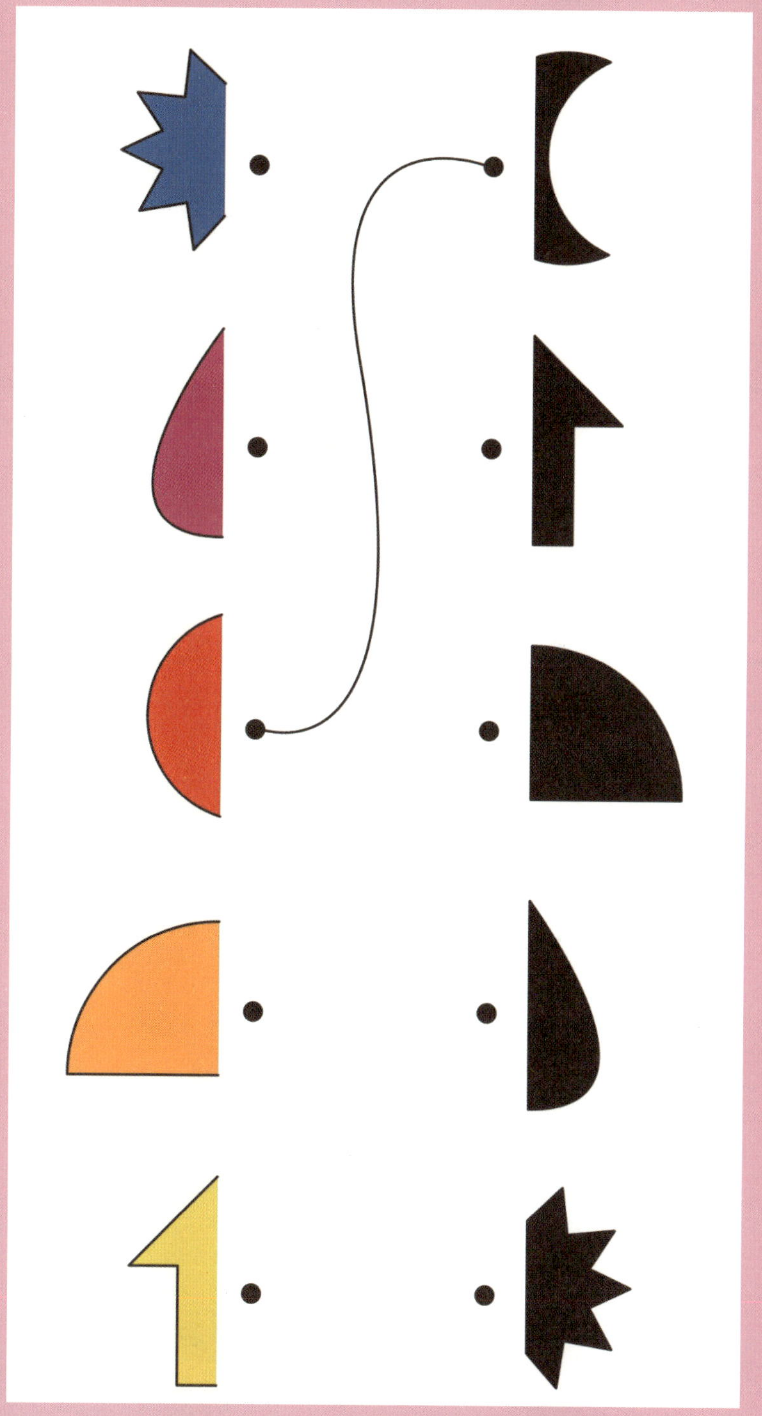

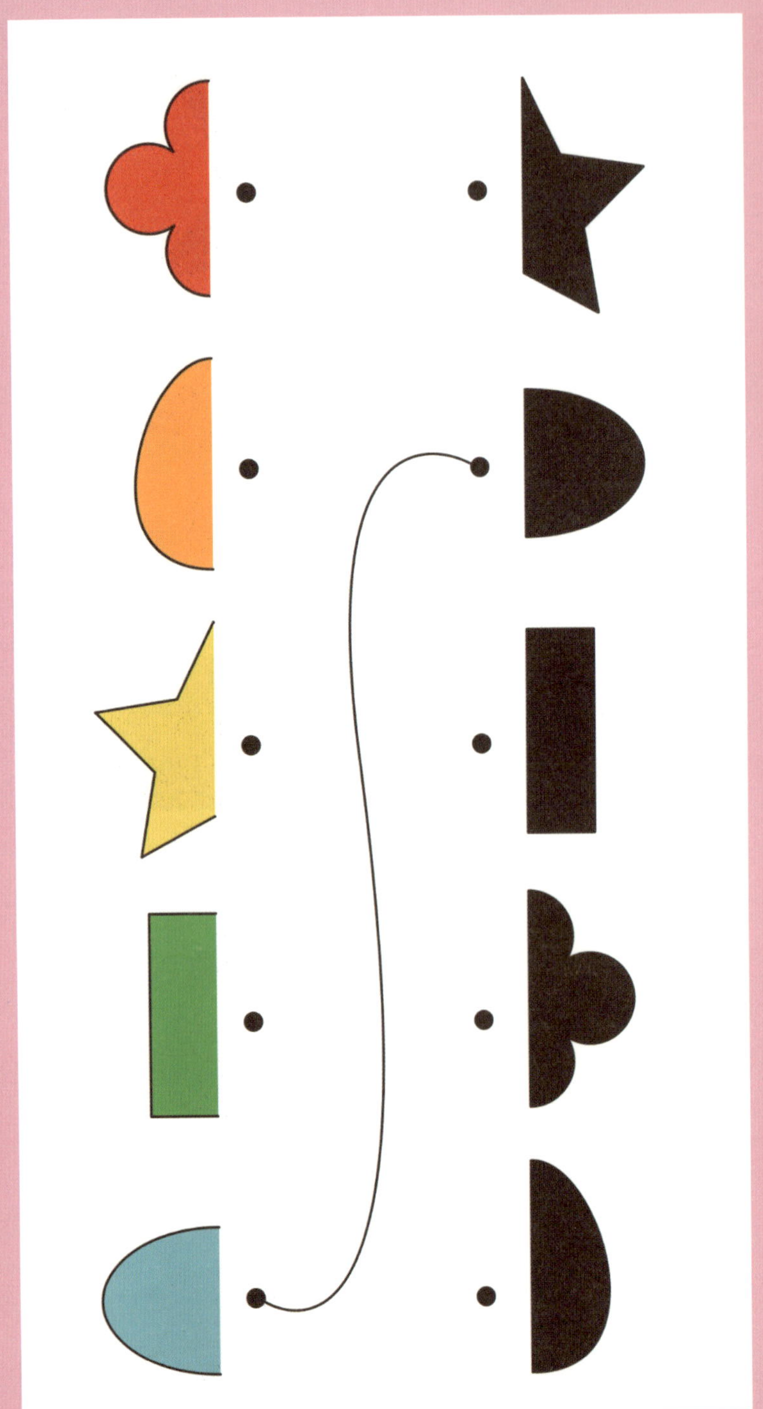

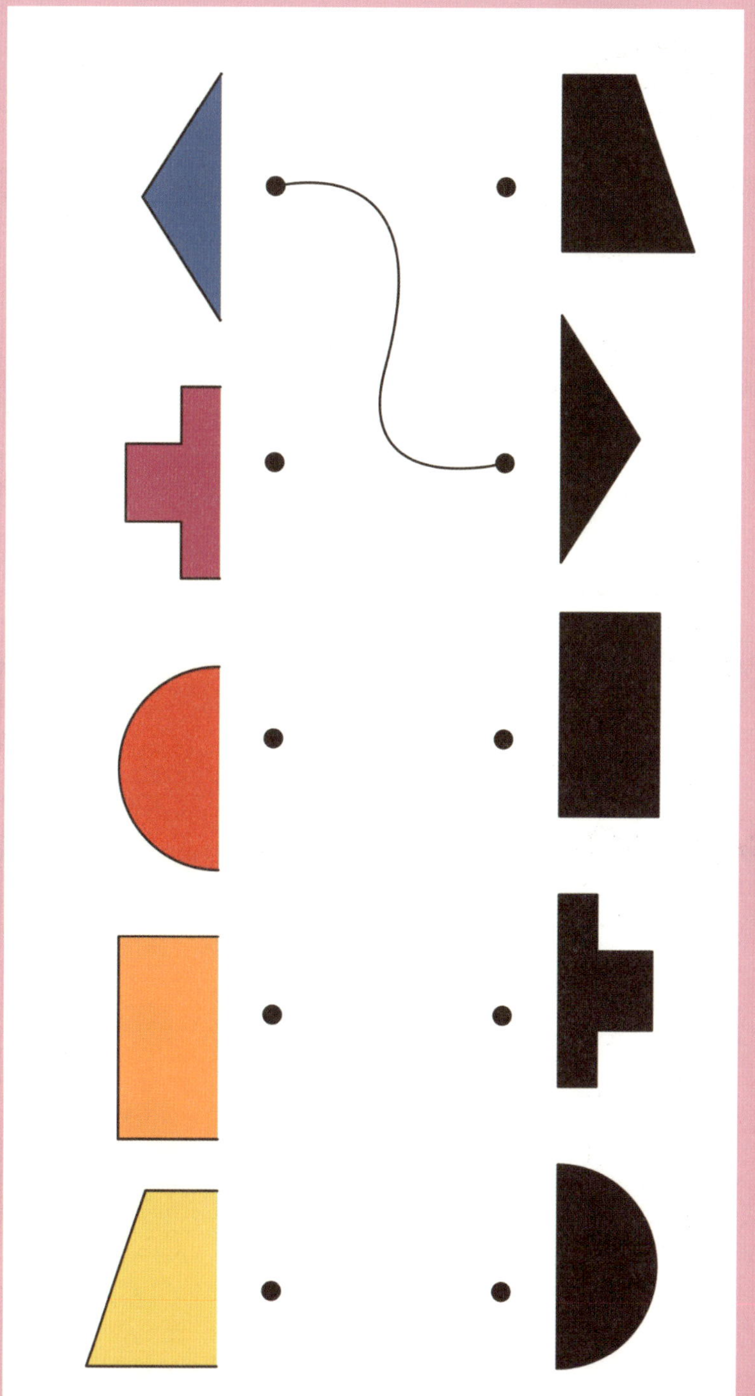

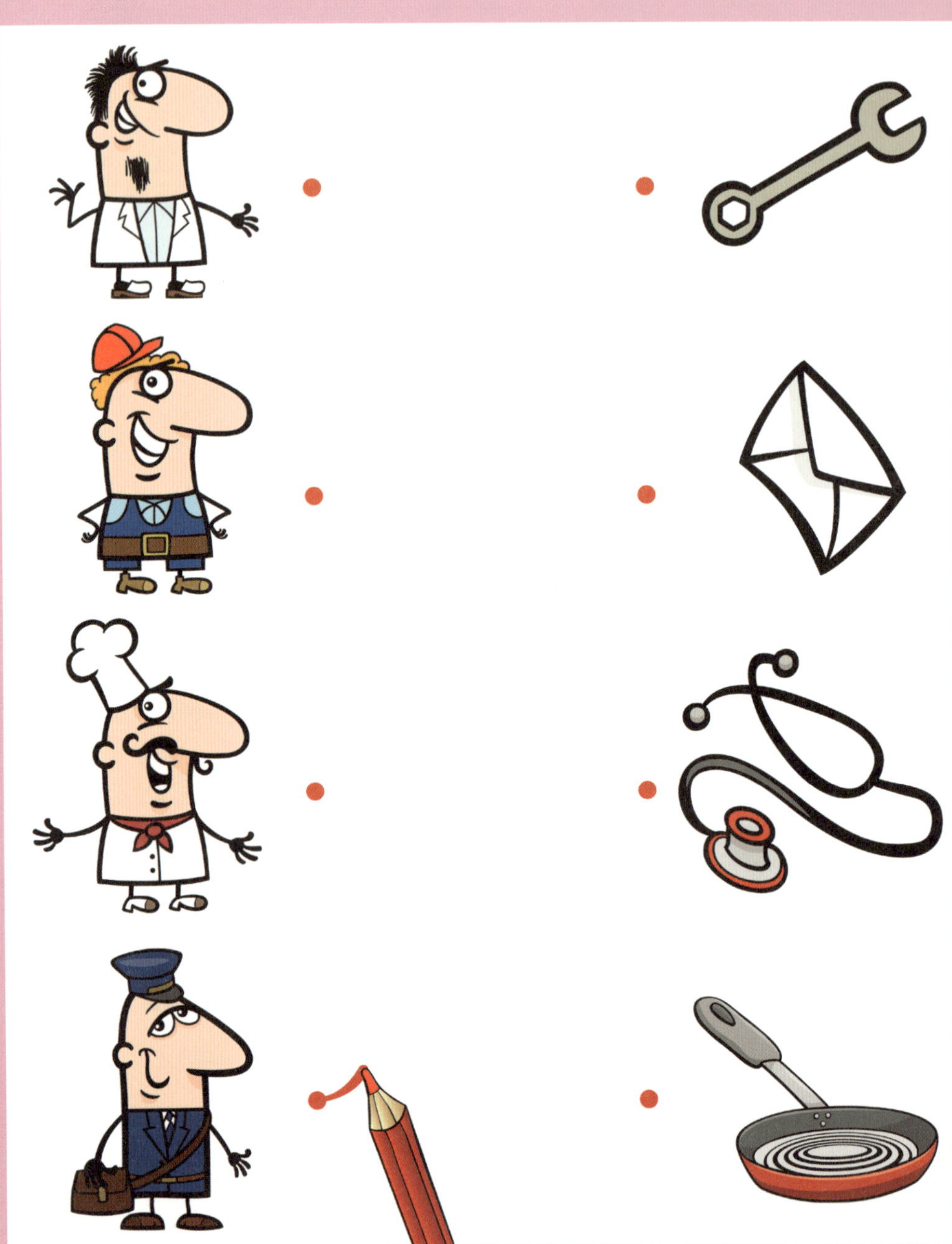

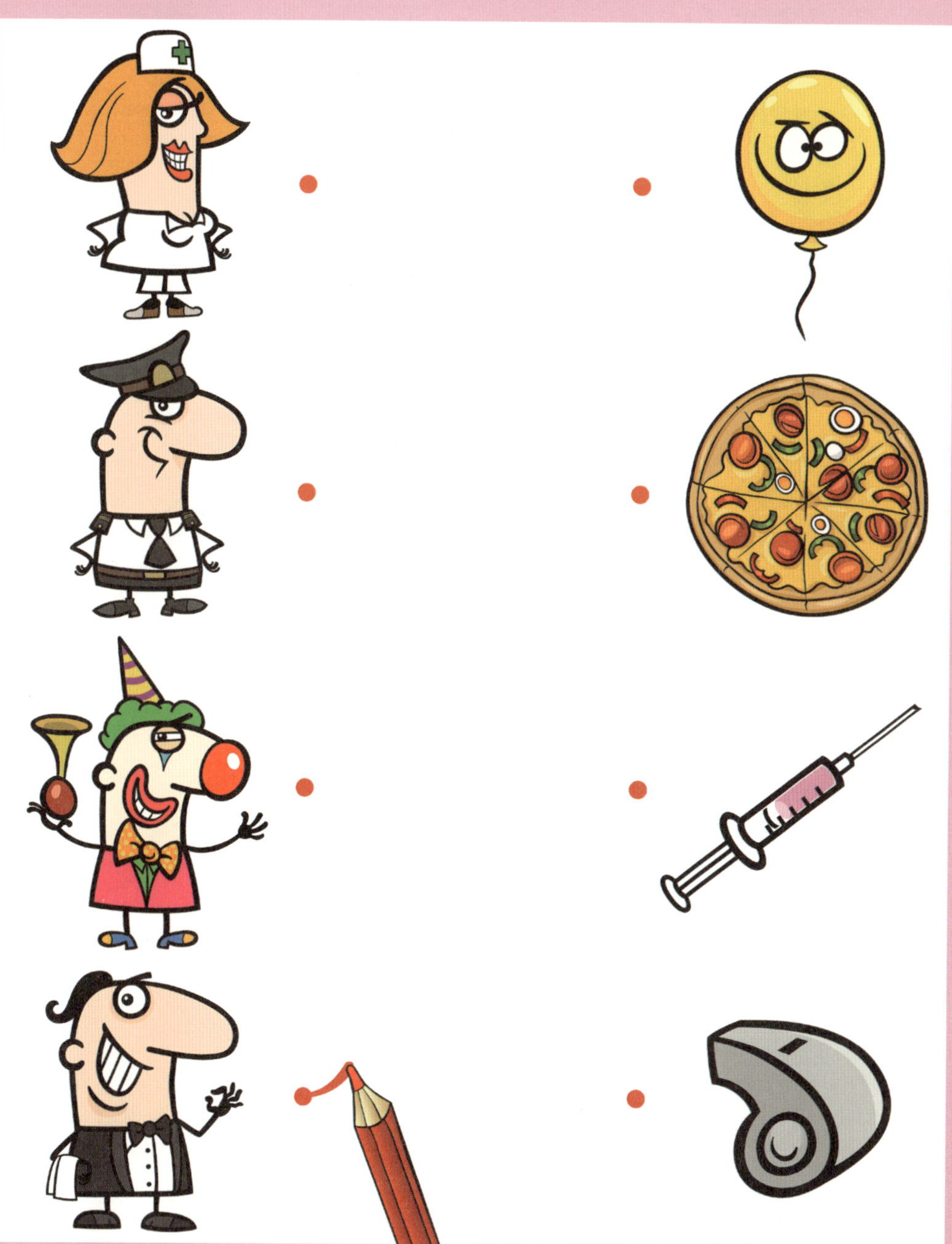

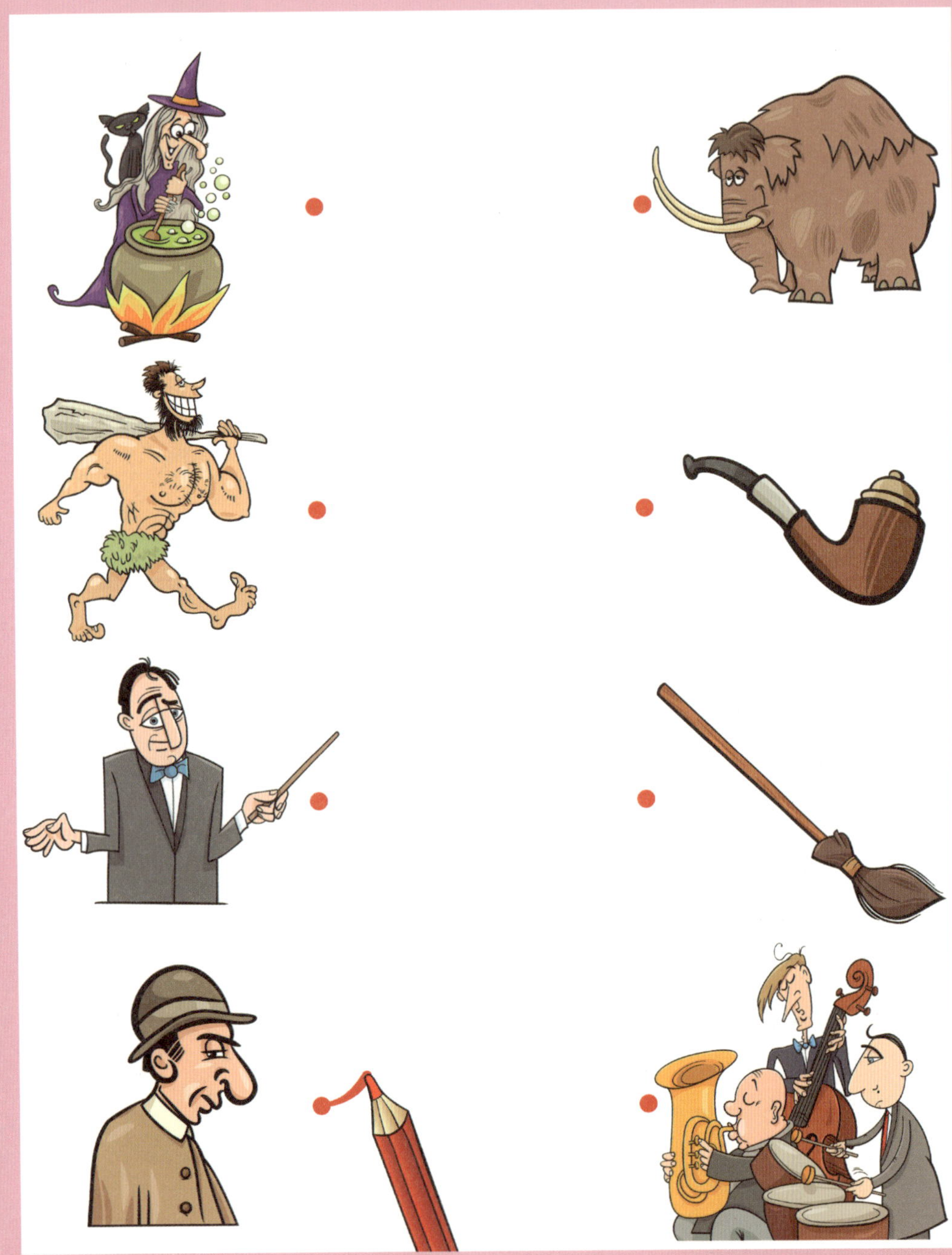

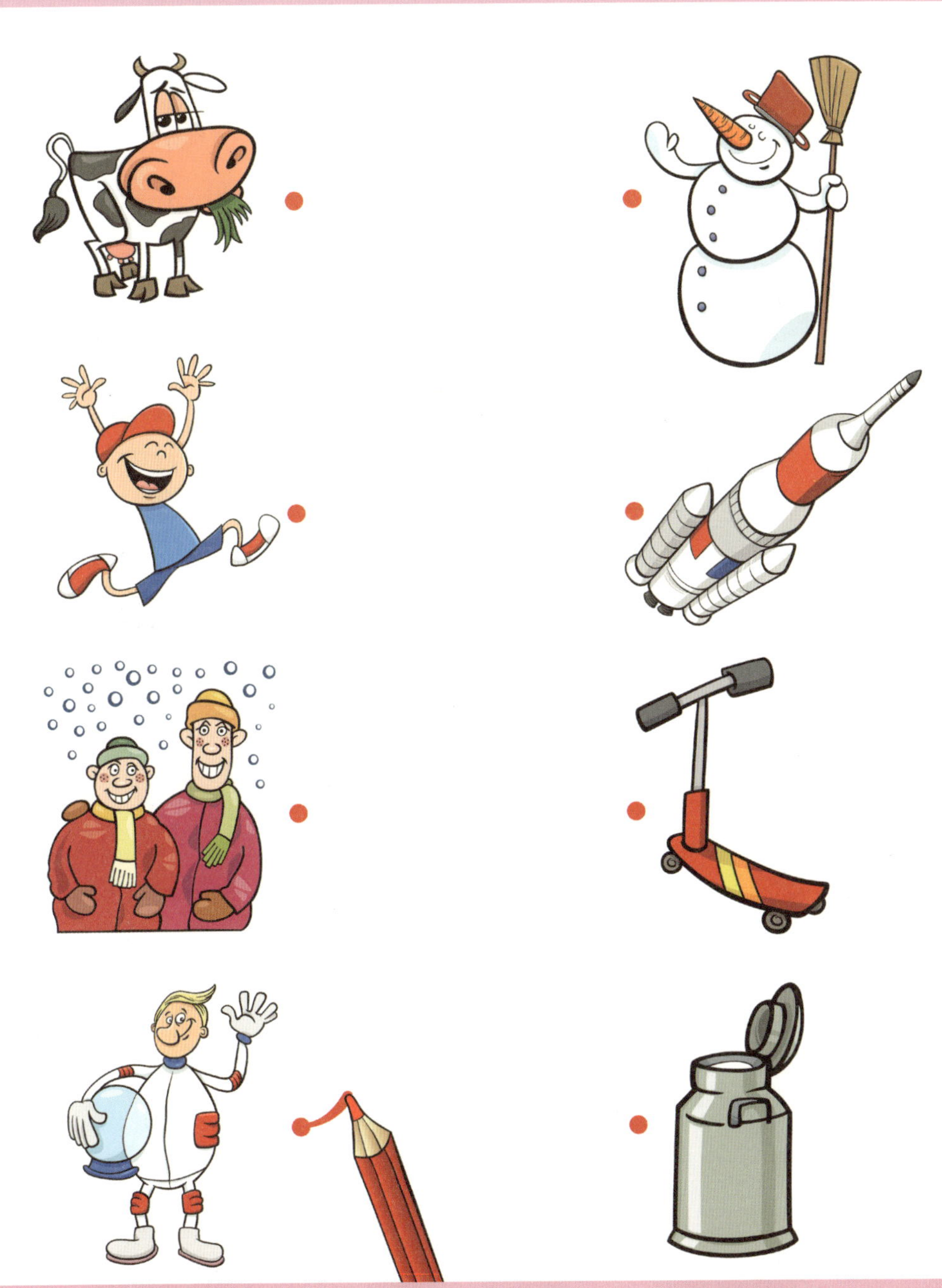

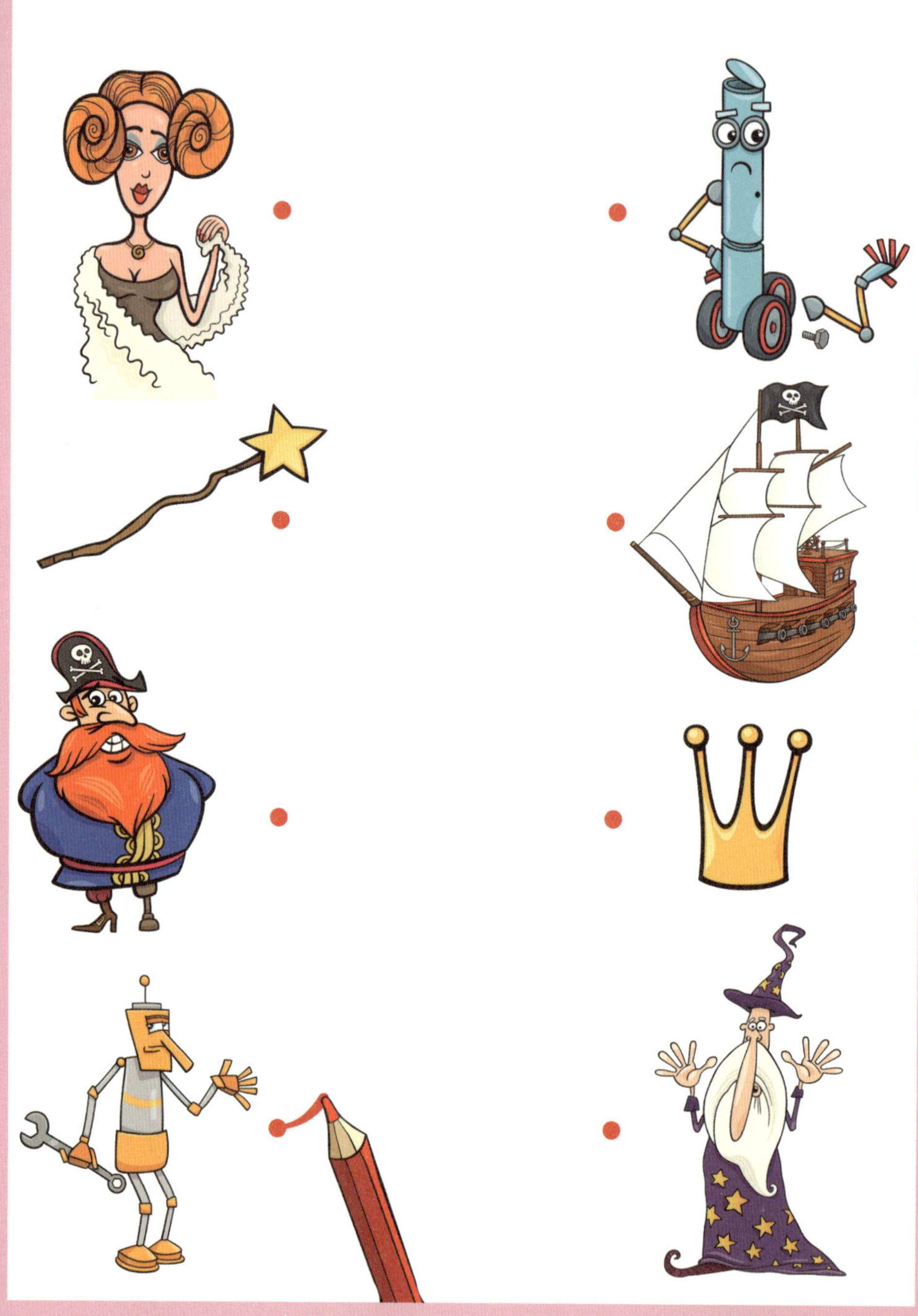

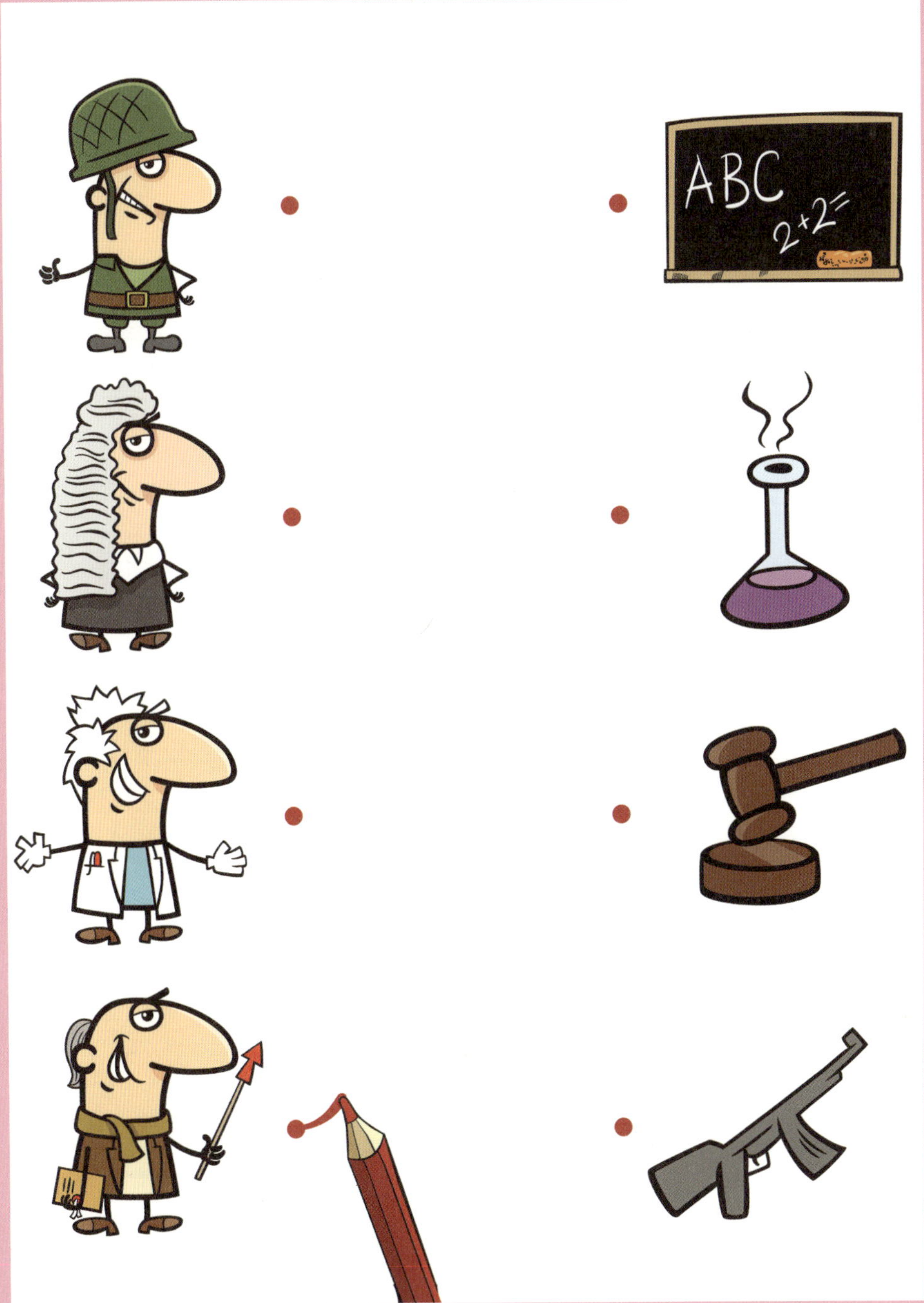

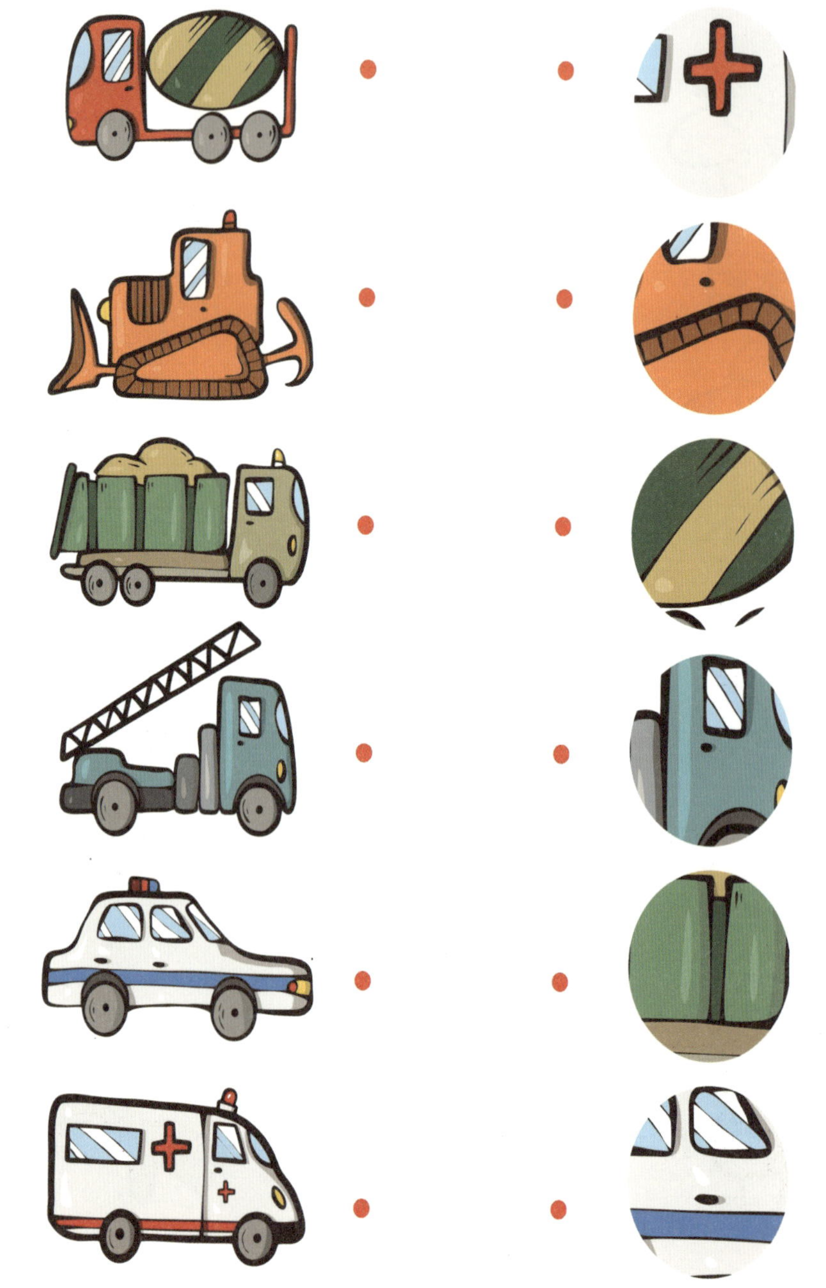

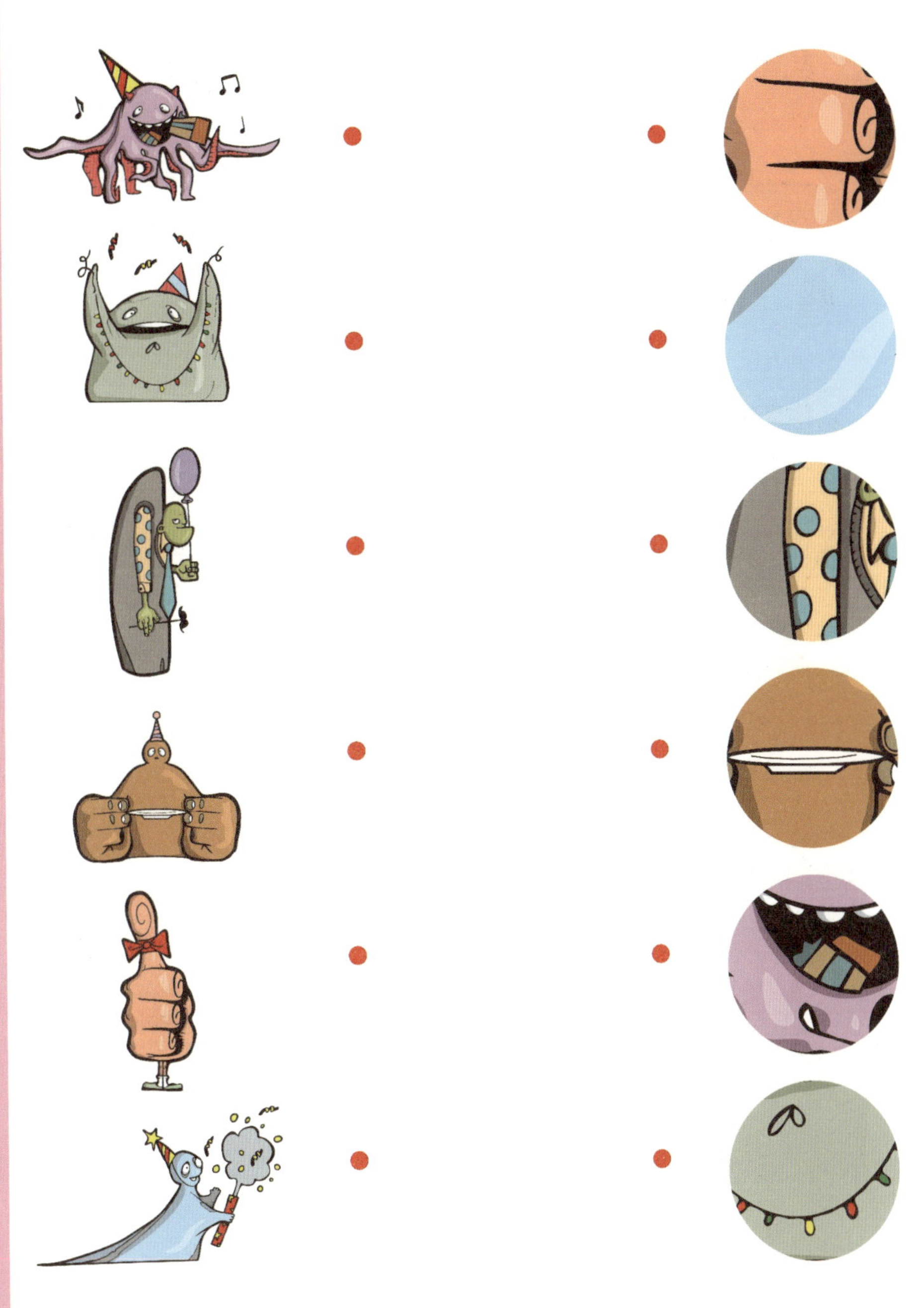

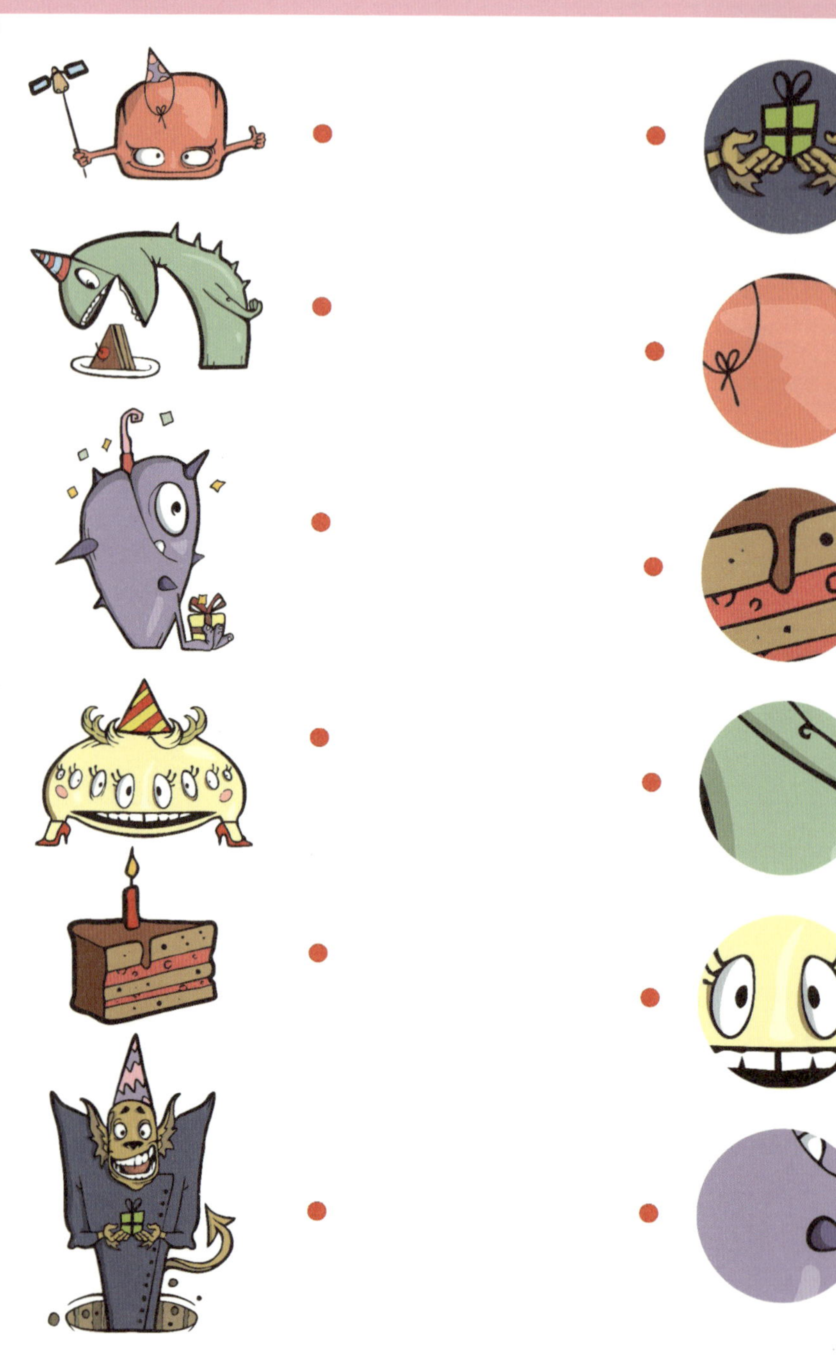

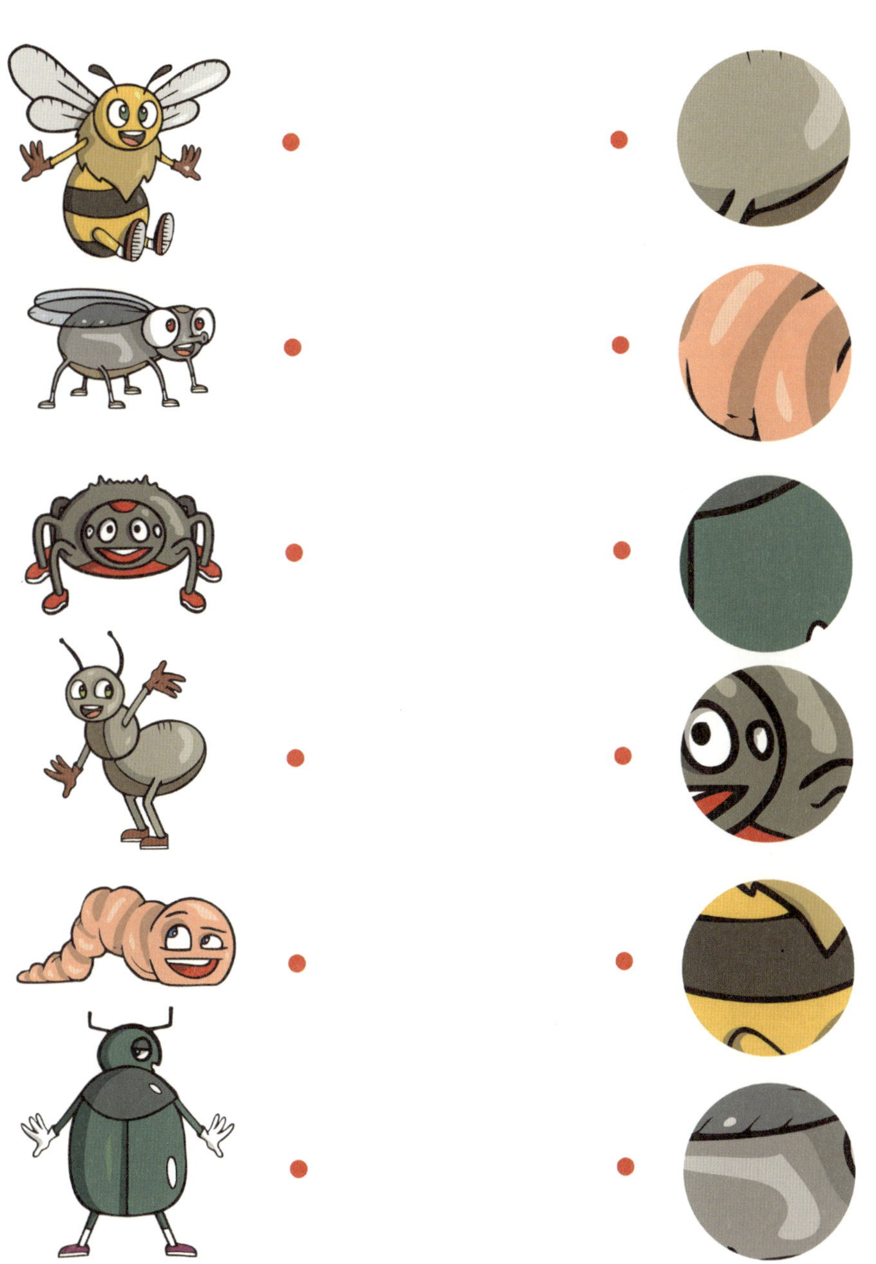

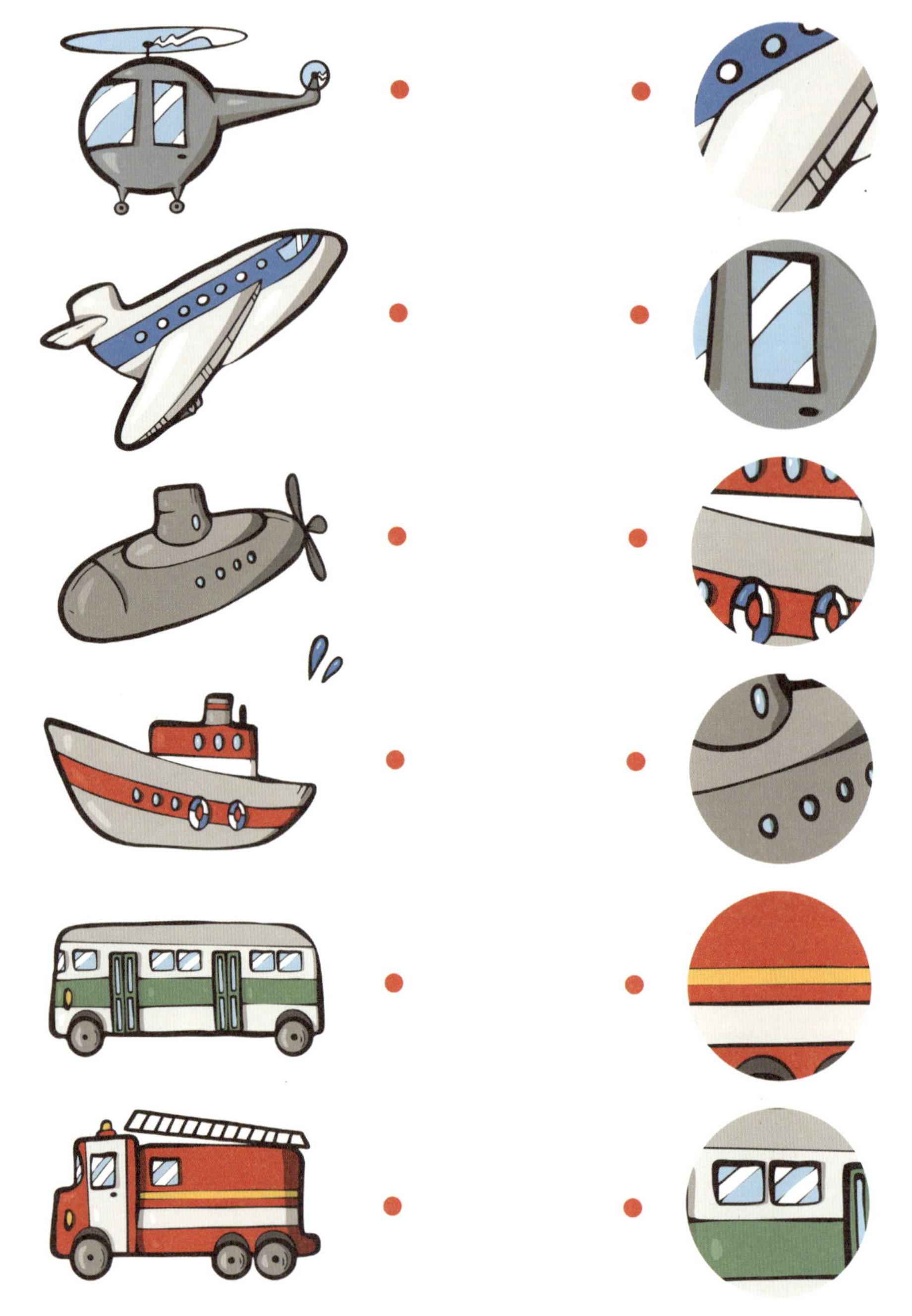

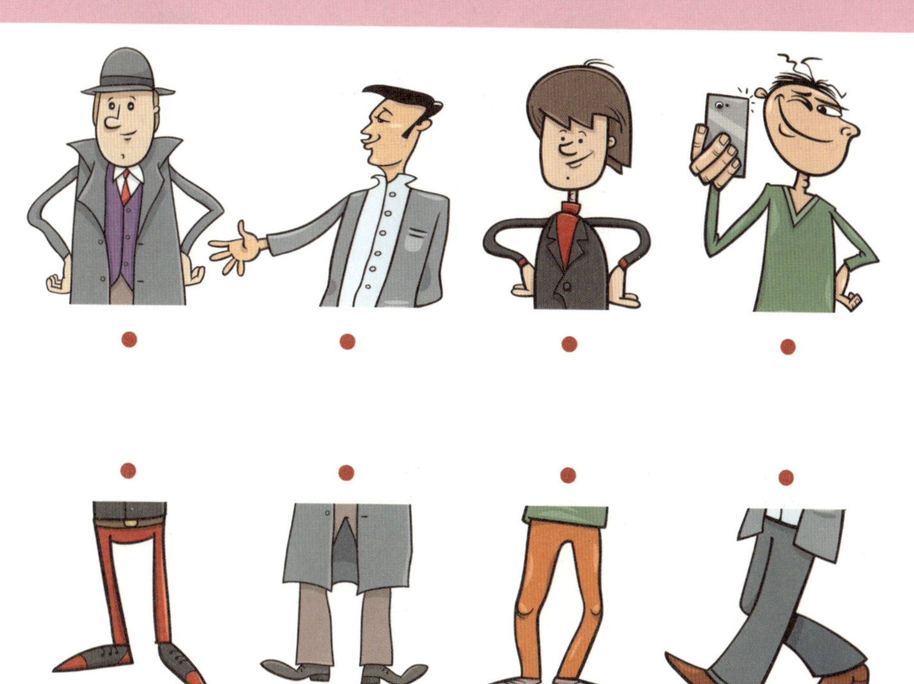

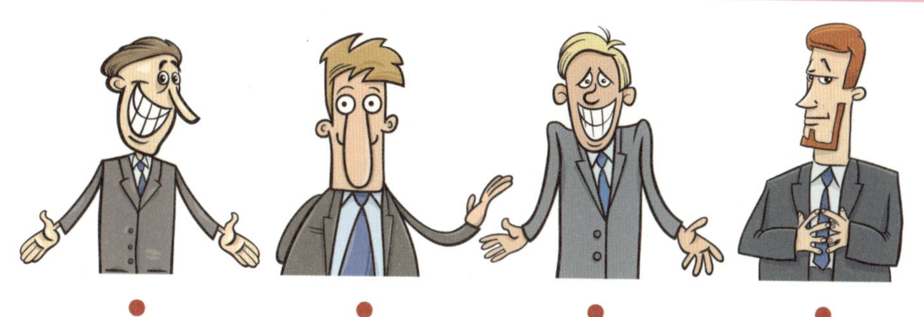

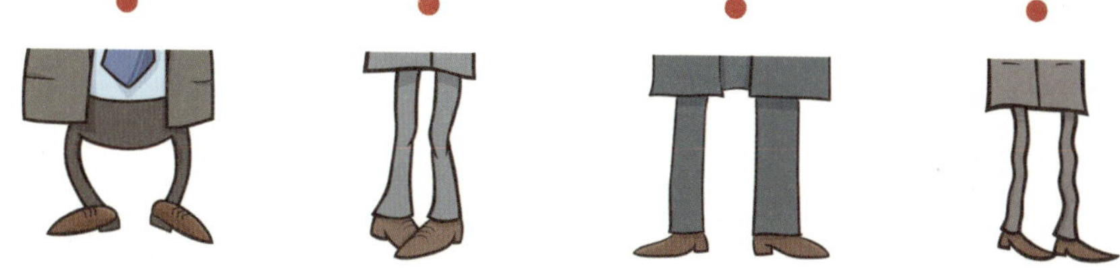

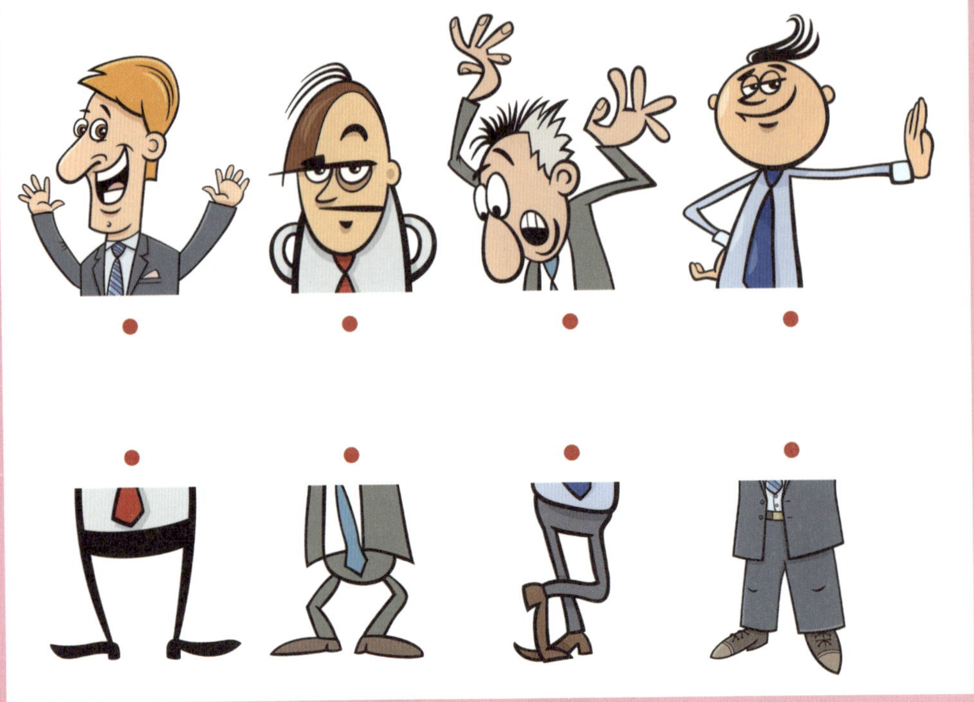

큰 순서대로 줄 긋기

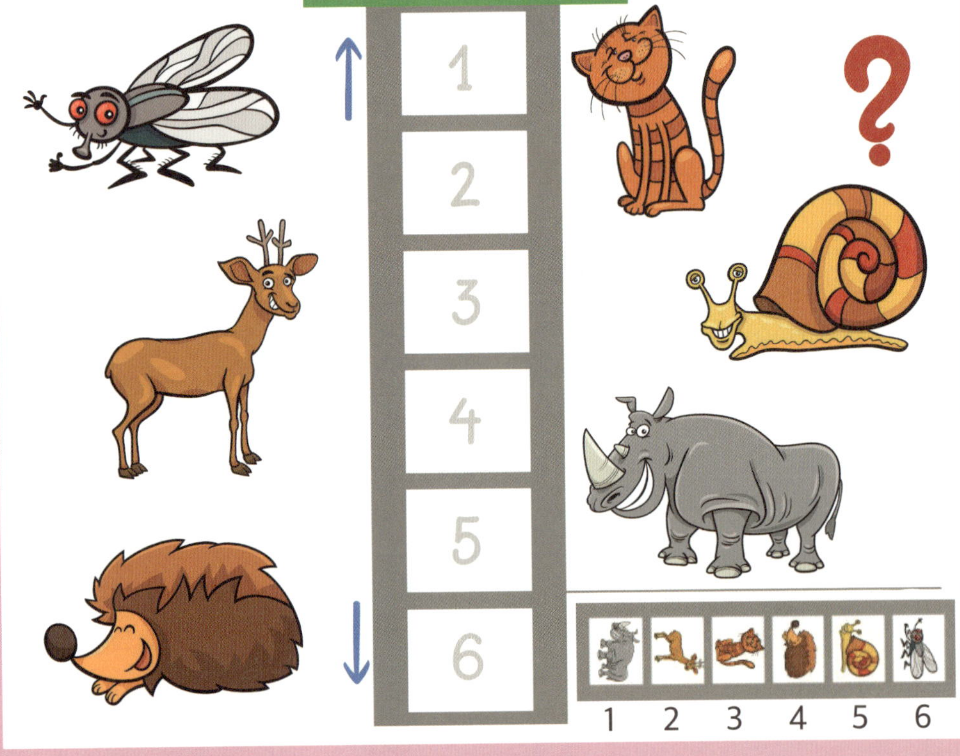

1
2
3
4
5
6

1 2 3 4 5 6

1
2
3
4
5
6

1 2 3 4 5 6

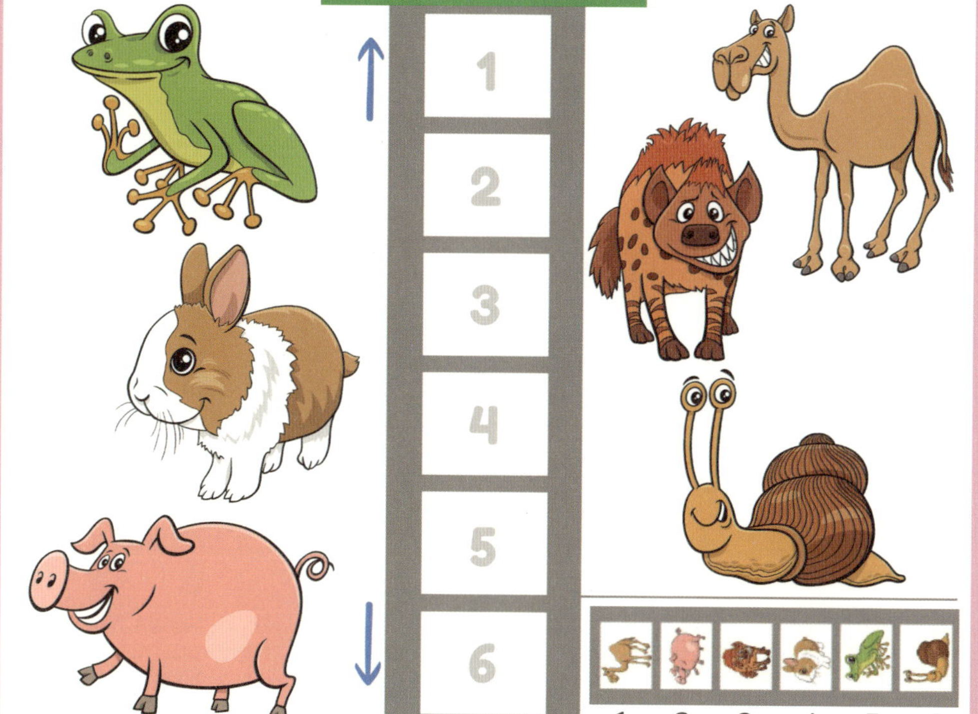

1
2
3
4
5
6

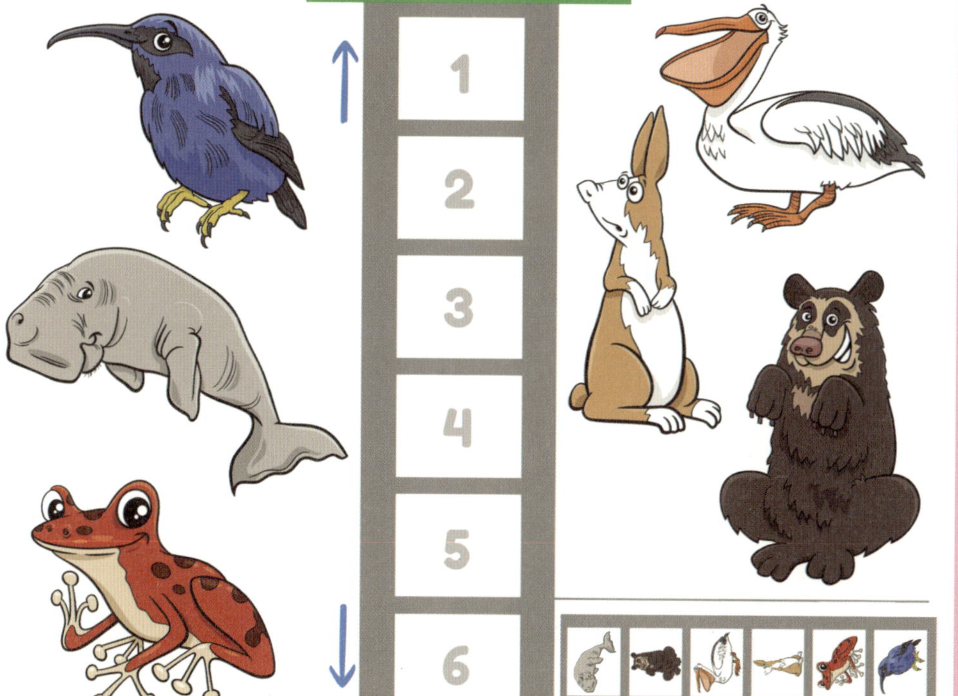

1 2 3 4 5 6

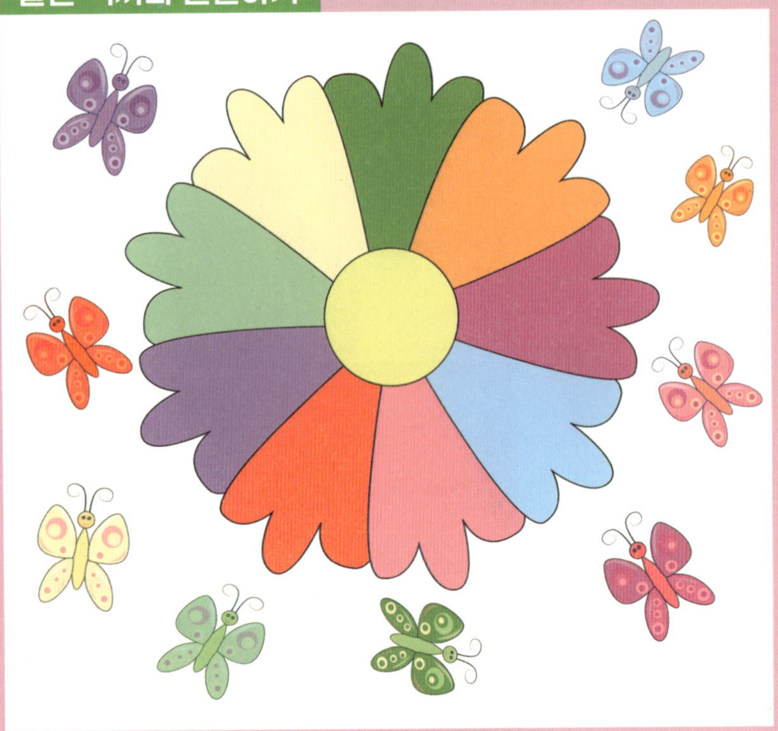

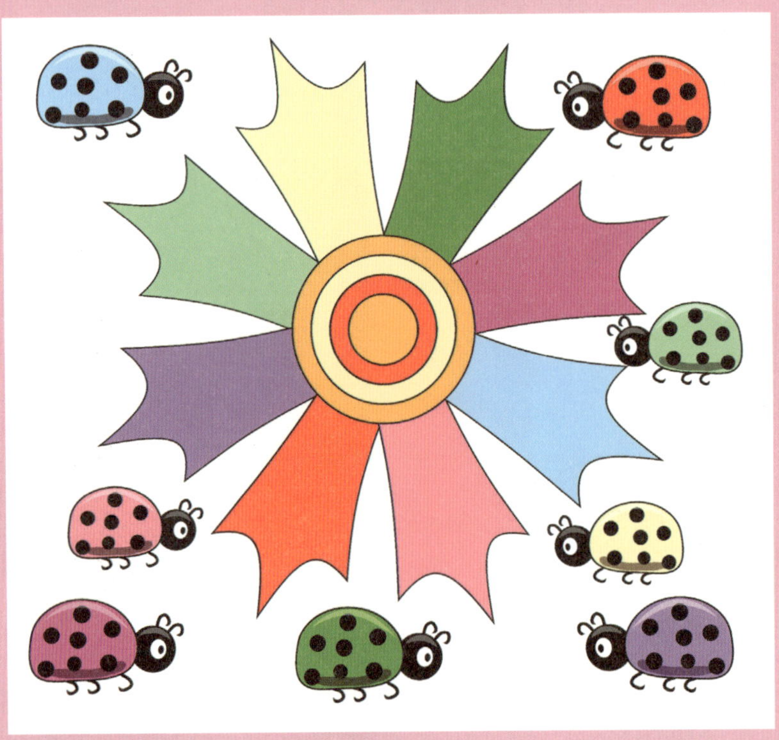

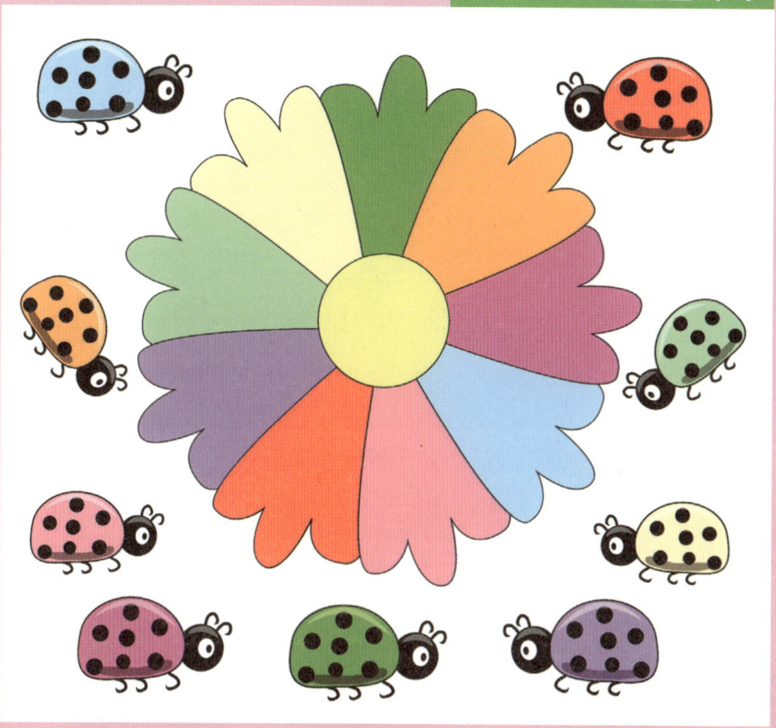

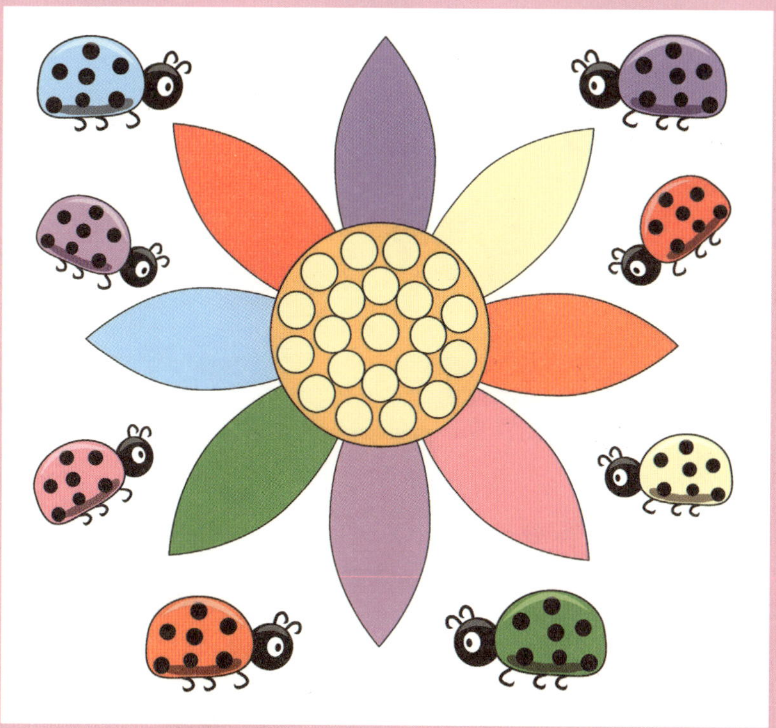

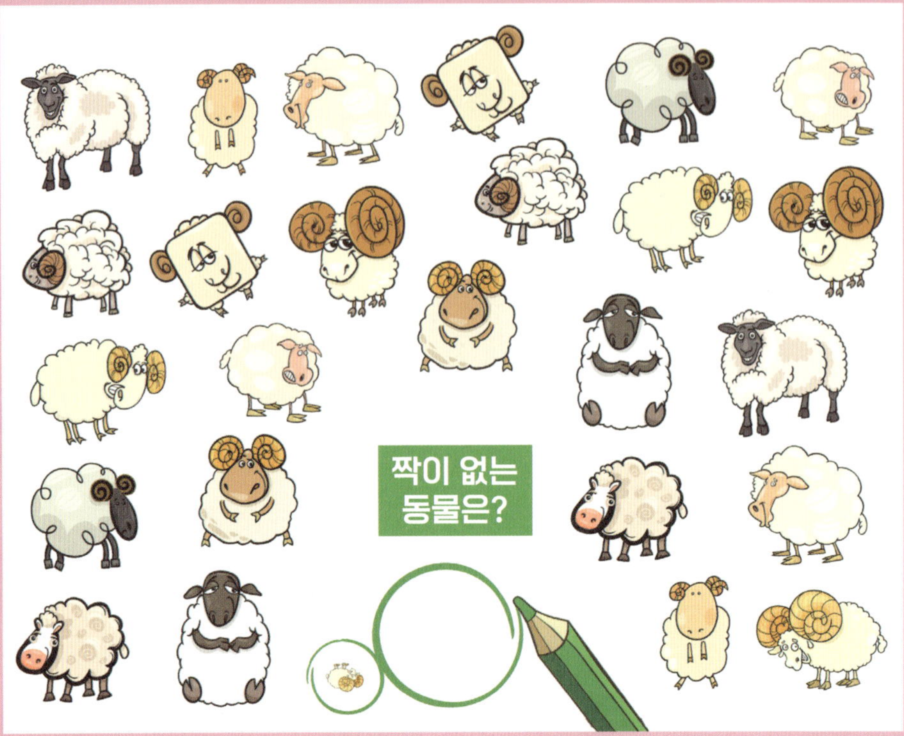

짝이 없는
동물은?

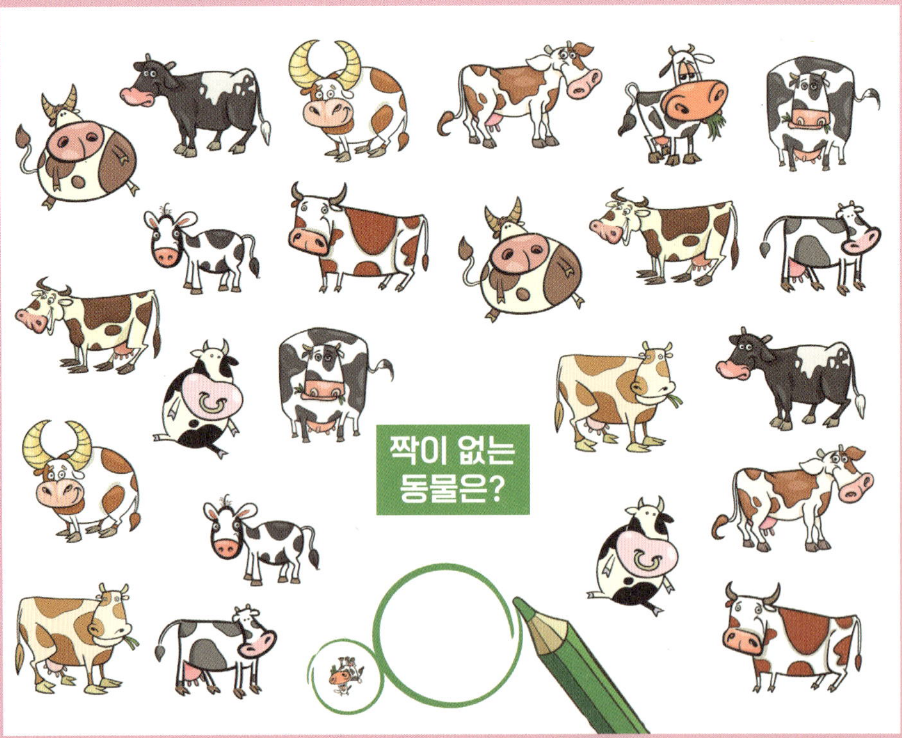

짝이 없는
동물은?

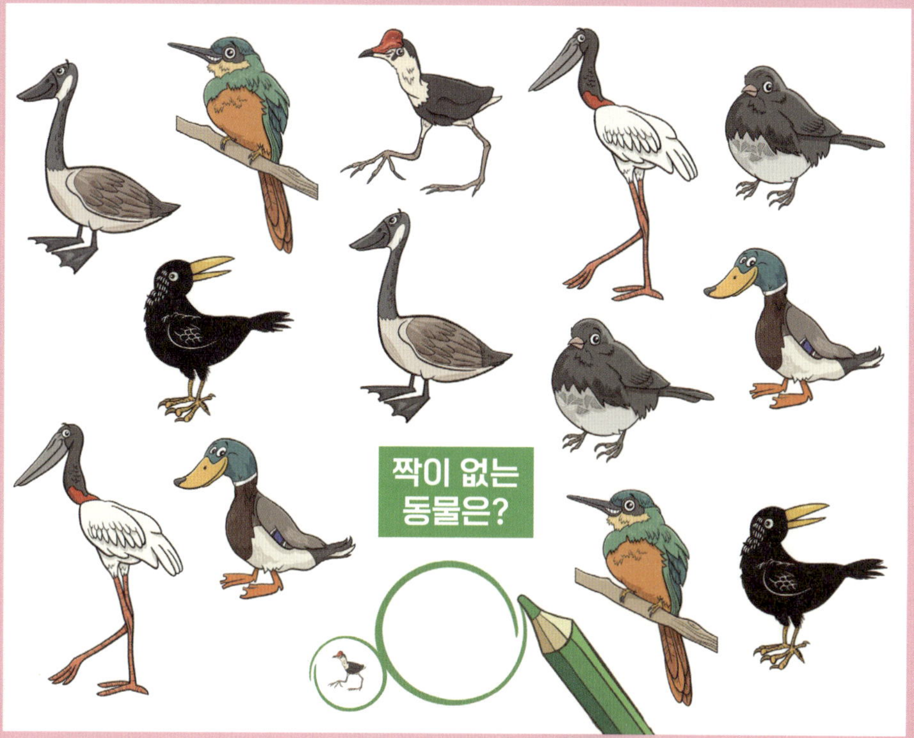

63

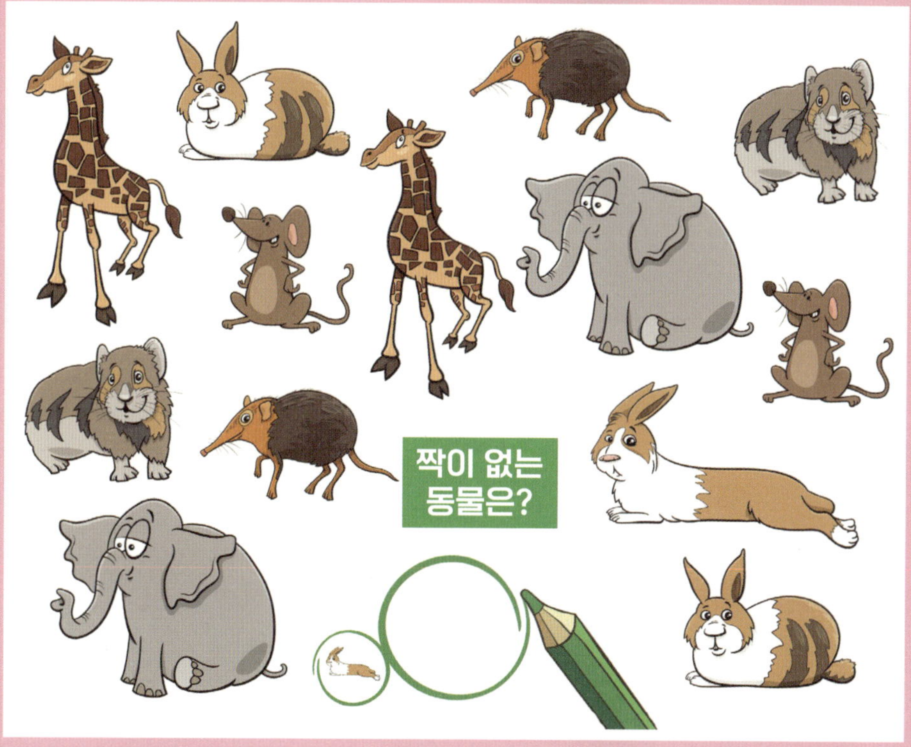

이인북스 치매 예방 시리즈

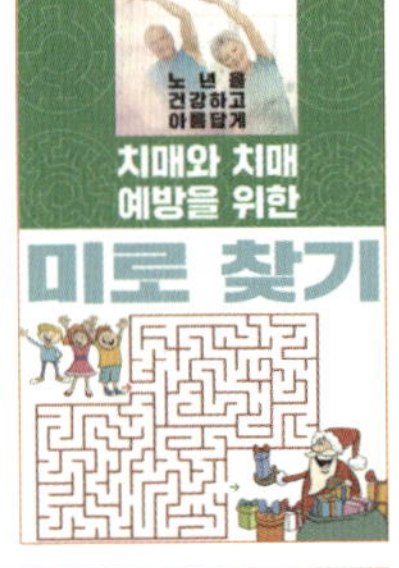
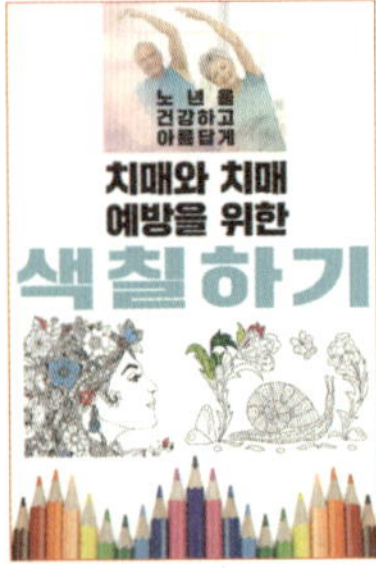
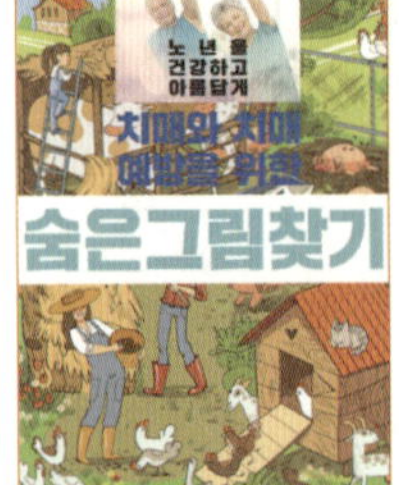
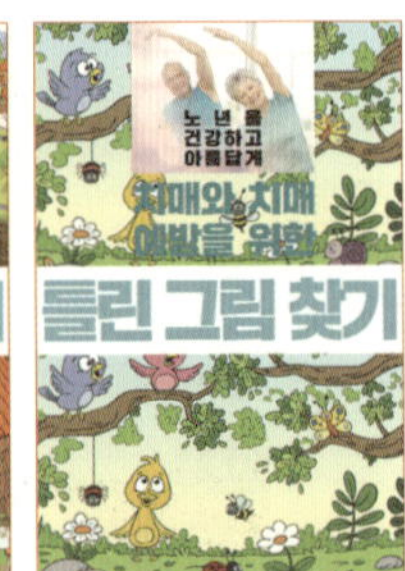

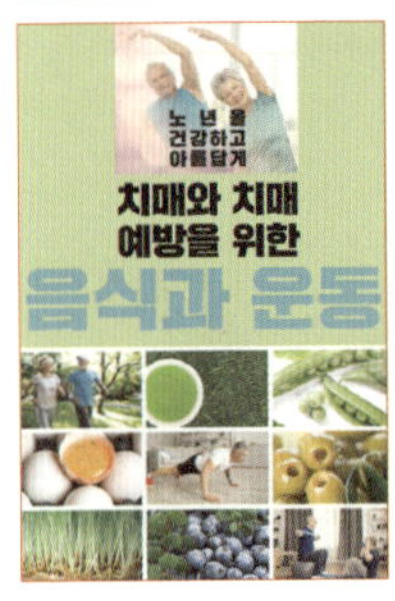
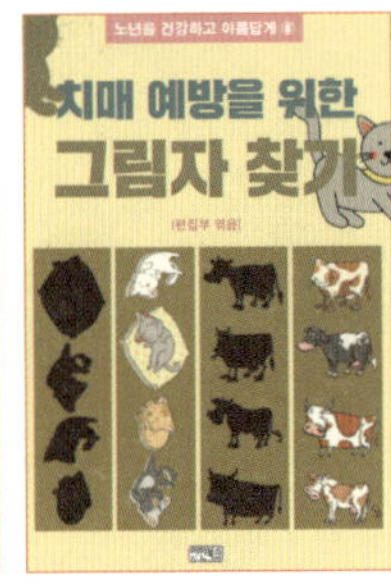
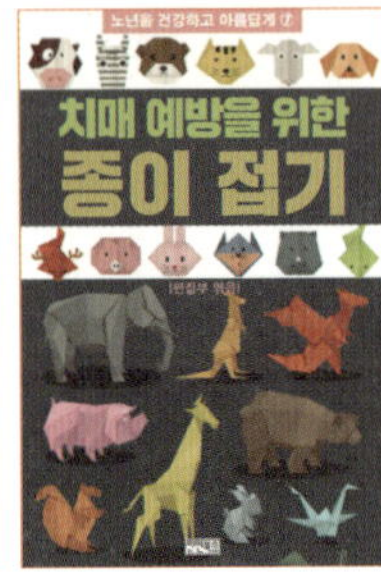
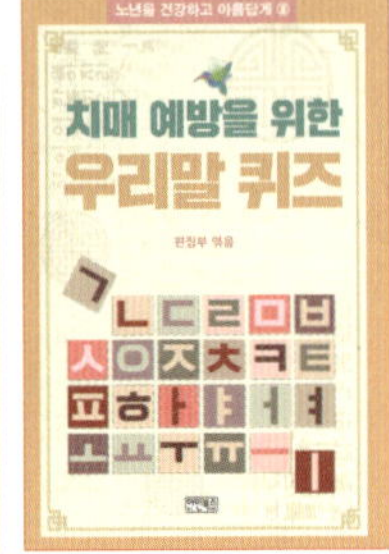

노년을 건강하고 아름답게 ⑥

치매 예방을 위한
그림자 찾기

초판 인쇄 2024년 6월 05일
초판 발행 2024년 6월 10일

엮은이 편집부
펴낸곳 이인북스

등록번호 2007년 12월 14일 제311-2007-36호
주소 경기도 고양시 일산동구 동국로 197번길 109-1, 103동 302호
전화 031-976-3686
팩스 0303-3441-3686
이메일 2inbooks@naver.com

© 이인북스 편집부, 2024, Printed in Seoul, Korea

ISBN 978-89-93708-83-7 13030

값 6,000원